Bhavani Boddeda
Swathi Putta

Hidrogel transdérmico de montelucaste de sódio à base de microesponja

Bhavani Boddeda
Swathi Putta

Hidrogel transdérmico de montelucaste de sódio à base de microesponja

Imprint

Any brand names and product names mentioned in this book are subject to trademark, brand or patent protection and are trademarks or registered trademarks of their respective holders. The use of brand names, product names, common names, trade names, product descriptions etc. even without a particular marking in this work is in no way to be construed to mean that such names may be regarded as unrestricted in respect of trademark and brand protection legislation and could thus be used by anyone.

Cover image: www.ingimage.com

This book is a translation from the original published under ISBN 978-620-2-02570-6.

Publisher:
Sciencia Scripts
is a trademark of
Dodo Books Indian Ocean Ltd. and OmniScriptum S.R.L publishing group

120 High Road, East Finchley, London, N2 9ED, United Kingdom
Str. Armeneasca 28/1, office 1, Chisinau MD-2012, Republic of Moldova, Europe
Printed at: see last page
ISBN: 978-620-7-77926-0

MONTELUCASTE DE SÓDIO À BASE DE MICROESPONJA HIDROGEL TRANSDÉRMICO

Lista de conteúdos

FINALIDADE E OBJECTIVO

Os sistemas transdérmicos de administração de fármacos [TDDS] são o novo sistema de administração de fármacos em que são mantidos níveis de fármaco constantes, prolongados e terapeuticamente eficazes, utilizando a pele intacta como porta de administração do fármaco.

O Montelukast Na é classificado como antagonista dos leucotrienos e é utilizado no tratamento da asma. Tem uma semi-vida plasmática média de 2,5-5,5 horas e apenas 60% do fármaco administrado por via oral chega à circulação devido ao metabolismo hepático. Apresenta uma ligeira dormência aquando da administração oral.

Para obviar aos problemas de bioaviabilidade e aumentar a adesão do doente à terapêutica, o sistema de administração transdérmica do medicamento acima referido deve ser uma solução adequada.

O presente estudo teve como objetivo o desenvolvimento de um sistema de administração transdérmica de Montelukast sódico moderado por matriz, utilizando diferentes rácios de fármaco: polímero. Serão empregues estratégias específicas, como a utilização de potenciadores de penetração, para satisfazer os requisitos sistemáticos do fármaco. Finalmente, os dispositivos seleccionados serão avaliados em relação a vários parâmetros.

Os principais objectivos do presente inquérito são os seguintes

1. Preparação de diferentes lotes de microesponjas de montelucaste utilizando concentrações variáveis de polímero pelo método de difusão de solvente em emulsão.

2. Incorporação da formulação de microesponja selecionada no hidrogel para aplicação transdérmica.

3. Caracterização físico-química dos lotes preparados no que respeita à eficiência de aprisionamento, tamanho das partículas e libertação *in vitro*.

INTRODUÇÃO

1.1 Sistemas de administração transdérmica de medicamentos[1, 2, 3]

Os sistemas transdérmicos de administração de fármacos (TDDS), também conhecidos como adesivos, são formas de dosagem concebidas para administrar uma quantidade terapeuticamente eficaz de fármaco através da pele de um doente. A fim de administrar agentes terapêuticos através da pele humana para efeitos sistémicos, devem ser consideradas as propriedades morfológicas, biofísicas e físico-químicas abrangentes da pele. A administração transdérmica oferece uma vantagem sobre as vias injectáveis e orais, aumentando a adesão dos doentes e evitando o metabolismo de primeira passagem. A administração transdérmica não só permite uma administração controlada e constante do fármaco, como também permite a entrada contínua de fármacos com semi-vidas biológicas curtas e elimina a entrada pulsada na circulação sistémica, que frequentemente causa efeitos secundários indesejáveis. Assim, surgiram várias formas de novos sistemas de administração de medicamentos, como os sistemas de administração transdérmica, os sistemas de libertação controlada, os sistemas de administração transmucosa, etc. Várias vantagens importantes da administração transdérmica de fármacos são a limitação do metabolismo hepático de primeira passagem, o aumento da eficácia terapêutica e a manutenção de um nível plasmático estável do fármaco. O primeiro sistema transdérmico, o Transderm-SCOP, foi aprovado pela FDA em 1979 para a prevenção de náuseas e vómitos associados a viagens, especialmente por via marítima. A evidência da absorção percutânea do fármaco pode ser encontrada através dos níveis sanguíneos mensuráveis do fármaco, da excreção detetável do fármaco e dos seus metabolitos na urina e através da resposta clínica do doente à terapêutica medicamentosa administrada. Os ingredientes comuns utilizados na preparação de TDDS são os seguintes

1.1.1 Vantagens dos sistemas de administração transdérmica de medicamentos

1. Evitar o metabolismo de primeira passagem dos medicamentos.

2. Redução dos níveis de concentração plasmática dos medicamentos, com diminuição dos efeitos secundários.

3. Redução das flutuações nos níveis plasmáticos dos fármacos, utilização de candidatos a fármacos com meia-vida curta e baixo índice terapêutico.

4. Eliminação fácil da administração do medicamento em caso de toxicidade.

5. Redução da frequência de dosagem e aumento da adesão do doente.

6. Os medicamentos transdérmicos fornecem uma infusão constante de um medicamento durante um período de tempo alargado. Os efeitos adversos ou a falha terapêutica frequentemente associados à dosagem intermitente também podem ser evitados.

7. A administração transdérmica pode aumentar o valor terapêutico de muitos medicamentos, evitando problemas específicos associados ao medicamento. Por exemplo, irritação gastrointestinal,

menor absorção, decomposição devido ao efeito de "primeira passagem hepática".

8.   Devido às vantagens acima referidas, é possível obter um efeito terapêutico equivalente através da administração transdérmica de medicamentos com uma dose diária de medicamento inferior à necessária, por exemplo, se o medicamento for administrado por via oral.

9.   O regime de medicação simplificado leva a uma melhor adesão do doente e a uma redução da variabilidade inter e intra-doente.

1.1.2 Limitações do TDDS [4]

O fármaco deve ter algumas propriedades físico-químicas desejáveis para penetrar através do estrato córneo e, se a dose de fármaco necessária para o valor terapêutico for superior a 10 mg/dia, a administração transdérmica será muito difícil, se não impossível. A irritação da pele ou a dermatite de contacto devidas ao fármaco, aos excipientes e aos potenciadores do fármaco utilizados para aumentar a absorção percutânea é outra limitação. A necessidade clínica é outra área que tem de ser examinada cuidadosamente antes de se tomar a decisão de desenvolver um produto transdérmico: a função de barreira da pele muda de um local para outro na mesma pessoa, de pessoa para pessoa e com a idade.

1.1.3 As limitações para que uma substância medicamentosa seja incorporada num sistema de administração transdérmica são:

1.   As moléculas de fármacos pesados (>500) são normalmente difíceis de penetrar no estrato córneo.

2.   Os fármacos com coeficiente de parição muito baixo ou elevado não conseguem chegar à circulação sanguínea.

3.   Os fármacos com elevado grau de fusão podem ser administrados por esta via devido à sua baixa solubilidade em água e gordura.

4.   Foram tentadas muitas abordagens para administrar medicamentos através da barreira cutânea e aumentar a sua eficácia.

1.1.4 SKIN uma barreira para a administração transdérmica[2] :

A pele é um dos órgãos mais extensos do corpo humano, cobrindo uma área de $2m^2$ num adulto médio. Este órgão de múltiplas camadas recebe aproximadamente um terço de todo o sangue que circula pelo corpo. Tem funções e propriedades variadas. Com uma espessura de apenas um milímetro, a pele separa a rede de circulação sanguínea subjacente do ambiente exterior, serve de barreira contra ataques físicos, químicos e microbianos, actua como termóstato na manutenção da temperatura corporal, protege contra os raios ultravioleta nocivos do sol e desempenha um papel na regulação da pressão arterial. A pele, o órgão mais pesado do corpo, combina-se com o revestimento mucoso dos tratos respiratório, digestivo e urogenital para formar uma cápsula que separa as estruturas internas do corpo do ambiente externo. Para um ser humano médio de 70 kg com uma área de superfície cutânea de 1,8 m^2, um centímetro quadrado típico cobre 10 folículos pilosos, 12 nervos, 15 glândulas sebáceas, 100 glândulas sudoríparas e 3 vasos sanguíneos com 92 cm de comprimento total. A pele tem várias funções, que podem ser resumidas da seguinte forma

1.1.5 Funções da pele:

1. Proteção - contra a invasão de micróbios, produtos químicos, agentes físicos (por exemplo, traumatismos ligeiros, luz UV) e desidratação.

2. Ação reflexa - devido aos nervos sensoriais aos estímulos.

3. Regulação da temperatura corporal - regular a temperatura corporal em cerca de 36,8°C (98,4°F) com variação de 0,5°C a 0,75°C.

4. Formação da vitamina D - a substância gorda presente na pele, o 7- desidrocolesterol, é convertida em vitamina D na presença de luz UV do sol.

5. Absorção - absorve alguns medicamentos com baixo peso molecular, bem como substâncias químicas tóxicas como o mercúrio.

6. Excreção - excreta cloreto de sódio no suor, ureia quando a função renal está comprometida e substâncias aromáticas (por exemplo, alho e outras especiarias). Agora, é importante compreender a estrutura detalhada da pele para entender o conceito relacionado com a permeação do fármaco.

1.1.6 Anatomia e Fisiologia:

A pele humana é composta por três tecidos distintos mas mutuamente dependentes.

1.1.6.1 A epiderme estratificada, vascular e celular

1.1.6.2 Derme subjacente de tecidos conjuntivos, e

1.1.6.3 Hipoderme.

1.1.6.4 Epiderme

O invólucro de várias camadas da epiderme varia em espessura, dependendo do tamanho das células e do número de camadas celulares, variando de 0,8 mm nas palmas das mãos e plantas dos pés até 0,06 mm nas pálpebras. O estrato córneo e o resto da epiderme, a chamada epiderme viável, cobrem uma grande área da pele. A epiderme assenta sobre a derme, que é muito mais espessa (2000µm).

1.1.6.5 Estrato córneo

Esta é a camada mais externa da pele, também designada por camada córnea. Tem aproximadamente 10 mm de espessura quando está seca, mas aumenta várias vezes esta espessura quando está completamente hidratada. Contém 10 a 25 camadas de células mortas e queratinizadas, chamadas corneócitos, paralelas à superfície da pele. É flexível mas relativamente impermeável. O estrato córneo é a principal barreira à penetração. A natureza de barreira do estrato córneo depende criticamente dos seus constituintes: 75-80% de proteínas, 15% de lípidos e 5-10% de material de condensação, numa base de peso seco. A fração proteica contém predominantemente alfa-queratina (70%) com alguma beta queratina (10%) e envelope celular (5%). Os constituintes lipídicos variam consoante o local do corpo (lípidos neutros, esfingolípidos, lípidos polares, colesterol). Os fosfolípidos estão praticamente ausentes, uma caraterística única da membrana dos mamíferos. A arquitetura da camada córnea pode ser modelada como uma estrutura semelhante a uma parede.

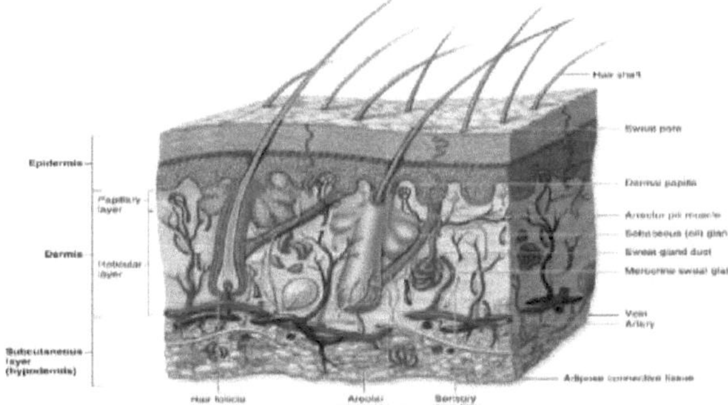

Figura 1: Estrutura da pele

1.1.6.6 Epiderme viável

Está situado por baixo do estrato córneo e a sua espessura varia entre 0,06 mm nas pálpebras e 0,8 mm nas palmas das mãos. Para o interior, é constituído por várias camadas como o stratum lucidum, o stratum granulosum, o stratum spinosum e o stratum basale. Na camada basal, a mitose das células renova constantemente a epiderme e esta proliferação compensa a perda de células mortas da superfície da pele. À medida que as células produzidas pela camada basal se deslocam para o exterior, alteram-se morfológica e histoquimicamente, sofrendo queratinização para formar a camada mais externa do estrato córneo.

1.1.6.7 *Derme*

A derme é uma camada de 3 a 5 mm de espessura e é composta por uma matriz de tecido conjuntivo, que contém vasos sanguíneos, vasos linfáticos e nervos. O fornecimento de sangue cutâneo tem uma função essencial na regulação da temperatura corporal. Também fornece nutrientes e oxigénio à pele, ao mesmo tempo que remove toxinas e produtos residuais. Os capilares chegam a 0,2 mm da superfície da pele e fornecem condições de afundamento para a maioria das moléculas que penetram na barreira cutânea. O fornecimento de sangue mantém assim a concentração dérmica de um permeado muito baixa, e a diferença de concentração resultante através da epiderme fornece a força motriz essencial para a permeação transdérmica.

1.1.6.8 *Hipoderme*

A hipoderme ou tecido adiposo subcutâneo suporta a derme e a epiderme. Serve de zona de armazenamento de gordura. Esta camada ajuda a regular a temperatura, fornece apoio nutricional e proteção mecânica. Transporta os principais vasos sanguíneos e nervos para a pele e pode conter órgãos sensoriais de pressão. Para a administração transdérmica de medicamentos, o fármaco tem de penetrar através destas três camadas e chegar à circulação sistémica, ao passo que, no caso da administração tópica de medicamentos, apenas é essencial a penetração através do estrato córneo, sendo depois desejada a retenção do fármaco nas camadas da pele.

1.1.7 Fundamentos da permeação cutânea:

Até ao século passado, supunha-se que a pele era impermeável, com exceção dos gases. No entanto, no século atual, o estudo indicou a permeabilidade a fármacos solúveis em lípidos, como os electrólitos. Também se reconheceu que as várias camadas da pele não são igualmente permeáveis, ou seja, a epiderme é menos permeável do que a derme. Após uma grande controvérsia, foram dissipadas todas as dúvidas sobre a permeabilidade do estrato córneo e, utilizando marcadores isotópicos, sugeriu-se que o estrato córneo dificulta muito a permeação.

1.1.8 O estrato córneo como barreira de permeação cutânea limitadora da taxa:

A pele humana média contém 40-70 folículos pilosos e 200-250 condutas de suor por centímetro quadrado. Especialmente as substâncias solúveis em água passam mais rapidamente através destas condutas; ainda assim, estas condutas não contribuem muito para a permeação da pele. Por conseguinte, a maioria das moléculas neutras passa através do estrato córneo por difusão passiva. Assim, o estrato córneo actua como um meio de difusão passivo, mas não inerte.

Série de passos em sequência:

1. Sorção de uma molécula penetrante na camada superficial do estrato córneo.

2. Difusão através dela e da epiderme viável, e finalmente

3. A molécula é absorvida pela microcirculação para distribuição sistémica.

As camadas de tecido viável e os capilares são relativamente permeáveis e a circulação periférica é suficientemente rápida, pelo que, para a grande maioria dos penetrantes, a difusão através do estrato córneo é frequentemente a etapa que limita a velocidade.

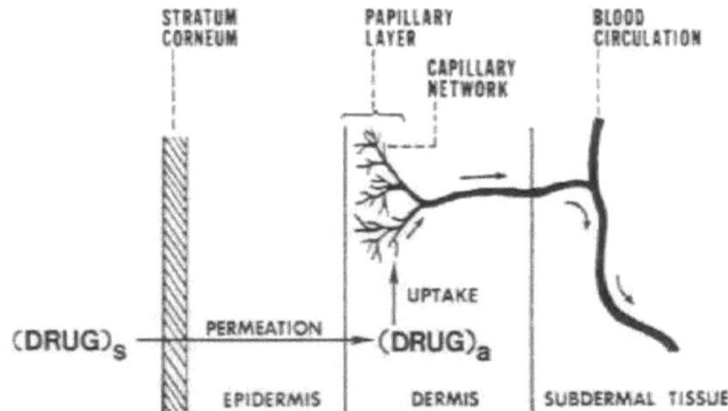

Figura 2: Um modelo de pele multicamada que mostra a sequência da permeação transdérmica de fármacos para administração sistémica

O estrato córneo actua como um meio de difusão passivo, mas não inerte. Nenhum processo de transporte ativo foi envolvido na permeação cutânea. O estrato córneo limitador da taxa é composto por células córneas mortas, queratinizadas e metabolicamente inactivas.

1.1.9 Mecanismos de libertação controlada5:

Existem três mecanismos principais através dos quais os agentes activos podem ser libertados de um sistema de distribuição: difusão, degradação e inchaço seguido de difusão. Qualquer um ou todos estes mecanismos podem ocorrer num determinado sistema de libertação. A difusão ocorre quando um fármaco ou outro agente ativo passa através do polímero que forma o dispositivo de libertação controlada. A difusão pode ocorrer a uma escala macroscópica - como através de poros na matriz polimérica - ou a um nível molecular, passando entre cadeias poliméricas. As Figuras 3 e 4 apresentam exemplos de sistemas de libertação por difusão

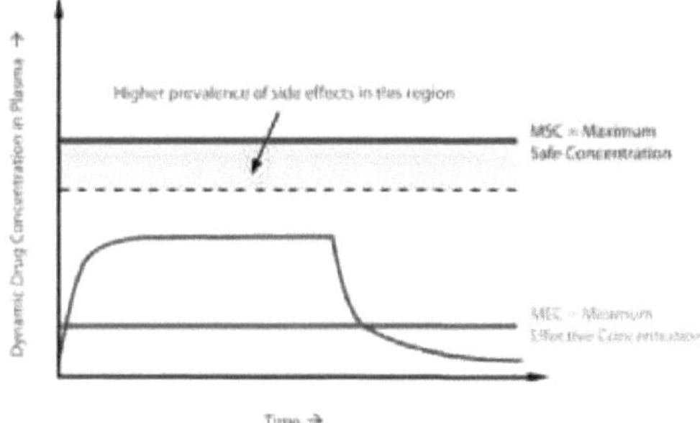

Figura 3: Níveis de fármaco no sangue com dosagem de administração controlada

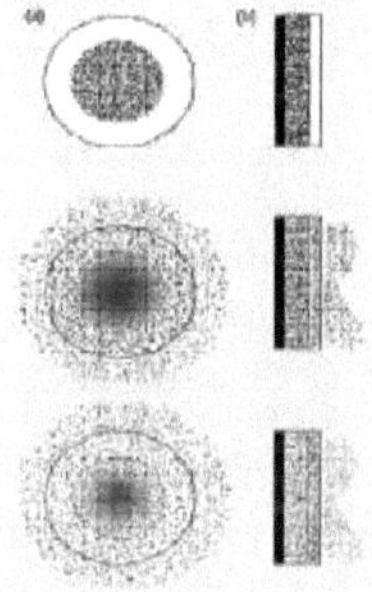

Figura 4: Administração de medicamentos a partir de dispositivos de reservatório típicos
(a) Sistemas implantáveis ou orais; e b) Sistemas transdérmicos

Na Figura 3, um polímero e um agente ativo foram misturados para formar um sistema homogéneo, também designado por sistema de matriz. A difusão ocorre quando o fármaco passa da matriz polimérica para o ambiente externo. À medida que a libertação prossegue, a sua taxa diminui normalmente com este tipo de sistema, uma vez que o agente ativo tem uma distância progressivamente maior para percorrer e, por conseguinte, requer um tempo de difusão mais longo para ser libertado ou com os sistemas de reservatório mostrados nas Figuras 4a e 4b, a taxa de libertação do fármaco pode permanecer relativamente constante. Nesta conceção, um reservatório - quer seja um fármaco sólido, uma solução diluída ou uma solução de fármaco altamente concentrada numa matriz de polímero - é rodeado por uma película ou membrana de um material que controla a taxa. A única estrutura que limita efetivamente a libertação do fármaco é a camada de polímero que envolve o reservatório. Como esse revestimento de polímero é essencialmente uniforme e de espessura constante, a taxa de difusão do agente ativo pode ser mantida razoavelmente estável durante toda a vida útil do sistema de liberação. O sistema apresentado na Figura 4a é representativo de um sistema de administração de reservatório implantável ou oral, ao passo que o sistema apresentado na Figura 4b ilustra um sistema de administração transdérmica de fármacos, em que apenas um dos lados do dispositivo irá efetivamente administrar o fármaco.

São utilizados diferentes suportes e métodos para manter ou controlar a libertação do fármaco, alguns dos quais são mencionados na Figura 5

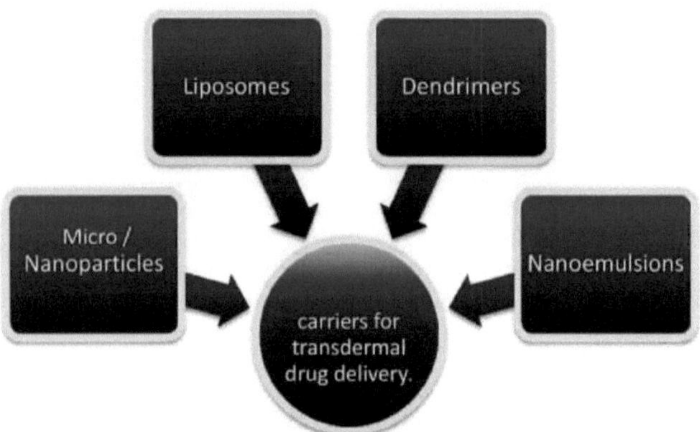

Figura 5: Sistemas de administração transdérmica de medicamentos

1.2 Introdução às microesponjas

A microesponja é uma nova abordagem que permite a administração controlada de medicamentos para uso tópico. A microesponja é uma tecnologia emergente para a administração tópica de medicamentos. O sistema de administração de medicamentos por microesponja é utilizado para melhorar o desempenho dos medicamentos aplicados topicamente. As microesponjas são pequenas esponjas com um tamanho de cerca de um vírus, que podem ser enchidas com uma grande variedade de fármacos. Estas minúsculas esponjas podem circular pelo corpo até encontrarem o local-alvo específico, aderirem à superfície e começarem a libertar o fármaco de forma controlada e previsível.[6]

As microesponjas surgiram como um dos domínios mais promissores das ciências da vida devido à sua aplicação na administração controlada de medicamentos.[7]

A tecnologia das microesponjas permite o aprisionamento de ingredientes e acredita-se que contribua para reduzir os efeitos secundários, melhorar a estabilidade, aumentar a elegância e aumentar a flexibilidade da formulação.[7] As microesponjas não são irritantes, não são mutagénicas, não são alergénicas e não são tóxicas.[4] As microesponjas são estruturas minúsculas semelhantes a malhas que podem revolucionar o tratamento de muitas doenças e esta tecnologia é cinco vezes mais eficaz na administração de medicamentos para o cancro da mama do que os métodos convencionais.[8] As microesponjas são constituídas por partículas microscópicas com cavidades de poucos nanómetros de largura, nas quais pode ser encapsulada uma grande variedade de substâncias. Estas partículas são capazes de transportar substâncias lipofílicas e hidrofílicas e de melhorar a solubilidade de moléculas pouco solúveis em água.[9] As microesponjas são micropartículas do tipo encapsulante que encapsulam as moléculas do fármaco no seu núcleo.[6] Em comparação com outras micropartículas, as microesponjas são insolúveis em água e em solventes orgânicos, porosas, não tóxicas e estáveis a temperaturas elevadas até 300° C.[6]

As microesponjas são de natureza sólida e podem ser formuladas como formas de dosagem oral, parentérica, tópica ou inalatória. Para administração oral, podem ser dispersas numa matriz de excipientes, diluentes, lubrificantes e agentes antiaglomerantes adequados para a preparação de comprimidos ou cápsulas.[10] Para administração parentérica, podem ser simplesmente misturados com água esterilizada, soro fisiológico ou outras soluções aquosas.[10] Para administração tópica, podem ser eficazmente incorporados em hidrogel tópico.[7, 11]

1.2.1 Microesponjas para administração transdérmica:

As formulações convencionais de medicamentos tópicos destinam-se a atuar na camada exterior da pele. Normalmente, estes produtos libertam os seus ingredientes activos aquando da aplicação, produzindo uma camada altamente concentrada de ingrediente ativo que é rapidamente absorvido. O sistema de microesponjas pode evitar a acumulação excessiva de ingredientes na epiderme e na derme. Potencialmente, o sistema de nanoesponja pode reduzir significativamente a irritação de fármacos eficazes sem reduzir a sua eficácia. Foram desenvolvidos sistemas de distribuição constituídos por um grânulo polimérico com uma rede de poros com um ou mais ingredientes activos no seu interior, para permitir a libertação controlada dos ingredientes activos cujo alvo final é a própria pele. A libertação pode ser controlada por difusão ou por outros factores, como a humidade, o pH, a fricção ou a temperatura. O sistema de libertação de microesponjas pode ser incorporado em formas de dosagem convencionais, tais como cremes, loções, géis, pomadas e pó, e partilhar um vasto conjunto de benefícios.Este sistema é utilizado para melhorar o desempenho de medicamentos aplicados topicamente.[12] Os sistemas de microesponjas são feitos de polímeros biologicamente inertes. Estudos de segurança exaustivos demonstraram que os polímeros são não irritantes, não mutagénicos, não alergénicos, não tóxicos e não biodegradáveis. Consequentemente, o corpo humano não os pode converter noutras substâncias nem decompô-los.

1.2.3 Polímeros utilizados na preparação de microesponjas[6] :

Na preparação de nanoesponjas são utilizados vários polímeros e reticulantes, enumerados no quadro seguinte.

Tabela 1: Diferentes polímeros utilizados na formulação da microesponja

Polímeros	Copolímeros	Reticuladores
Poliestirenos hiper-reticulados Ciclodextrinas e seus derivados como • Alquiloxicarbonil ciclodextrinas, • Metil β-ciclodextrinas, • Hidroxipropil β-ciclodextrina.	Poli (valerolactona alil valerolactona), Poli (Valerolactona alilvalerolactona oxepanediona), Etilcelulose, Álcool polivinílico.	Diimidazóis de carbonilo, Dianidridos de ácidos carboxílicos, Diarilcarbonatos, Diclorometano, Diisocinatos, Carbonato de difenilo, Epicloridina, Glutaraldeído.

1.2.4 Mecanismo de libertação de fármacos a partir de microesponjas:

O ingrediente ativo é adicionado aos veículos sob a forma de aprisionamento, uma vez que as partículas de microesponjas têm uma estrutura aberta (não têm uma membrana contínua que as envolva), a substância ativa é livre de entrar ou sair das partículas para o veículo até ser atingido o equilíbrio, quando o veículo fica saturado. Quando o produto é aplicado na pele, a substância ativa que já se encontra no veículo torna-se insaturada, distribuindo assim o equilíbrio. Isto iniciará o fluxo do ativo das partículas de microesponjas para o veículo, deste para a pele até que o veículo seque ou seja absorvido. Mesmo depois disso, as partículas de microesponjas retidas na superfície do estrato córneo continuarão a libertar gradualmente o ativo para a pele, proporcionando uma libertação prolongada ao longo do tempo.

1.2.5 Métodos de preparação da microesponja
1.2.5.1 Método do solvente

Dissolver o polímero num solvente adequado. Em seguida, adicionar este solvente a uma quantidade excessiva de reticulante. Refluxar a mistura durante 48 horas a uma temperatura de 10° C. Em seguida, deixar arrefecer esta solução à temperatura ambiente. Adicionar esta solução a uma quantidade excessiva de água bidestilada e filtrar o produto. Em seguida, purificar por extração soxhlet prolongada com etanol. Secar o produto e triturar em moinho mecânico para obter um pó homogéneo.[10, 13]

1.2.5.2 De β-ciclodextrinas com ligações hipercruzadas

Neste caso, a β-ciclodextrina (β-CD) pode ser utilizada como veículo para a administração de medicamentos. As nanoesponjas podem ser obtidas através da reação da ciclodextrina com um reticulador. As nanoesponjas podem ser sintetizadas em formas neutras ou ácidas. O diâmetro médio de uma nanoesponja é inferior a 1 μm, mas podem ser seleccionadas fracções inferiores a 500 nm.[14,]

1.2.5.3 Síntese assistida por ultra-sons

Neste método, os polímeros reagem com os reticulantes na ausência de solvente e sob sonicação. Neste caso, misturar o polímero e o reticulante num frasco. Colocar o frasco num banho de ultra-sons cheio de água e aquecê-lo a 90º C e sonicar durante 5 horas. Deixar arrefecer e lavar com água para remover o polímero que não reagiu. Purificar por extração soxhlet prolongada com etanol. Secar o produto sob vácuo e armazenar a 25º C.[9, 13]

1.2.5.4 Método de difusão de solvente em emulsão

As nanoesponjas podem ser preparadas utilizando etilcelulose (CE) e álcool polivinílico (PVA). A etilcelulose é dissolvida em diclorometano. Adicionar esta mistura a uma solução aquosa de álcool polivinílico. Agitar a mistura a 1000 rpm durante 2 horas num agitador magnético. Em seguida, filtrar o produto e secá-lo numa estufa a 40º C durante 24 horas.[7]

1.3 Introdução aos hidrogéis [16]

Os hidrogéis são redes tridimensionais reticuladas de polímeros solúveis em água. Os hidrogéis podem ser fabricados a partir de praticamente qualquer polímero solúvel em água, abrangendo uma vasta gama de composições químicas e propriedades físicas em massa. Os hidrogéis são preparados utilizando polímeros hidrofílicos naturais ou sintéticos que formam uma rede coloidal de cadeias de polímeros em água. Possuem um grau de flexibilidade que é muito semelhante ao dos tecidos naturais. Além disso, os hidrogéis têm muitas utilizações, tais como sistemas essenciais de administração controlada de fármacos, em cultura de células, pensos para a cicatrização de feridas. A sua facilidade de preparação e disponibilidade tornaram-nos de grande valor no domínio farmacêutico.

As propriedades físicas únicas dos hidrogéis despertaram um interesse especial na sua utilização em aplicações de administração de medicamentos. A sua estrutura altamente porosa pode ser facilmente ajustada através do controlo da densidade das ligações cruzadas na matriz do gel e da afinidade dos hidrogéis para o ambiente aquoso em que estão inchados. A sua porosidade também permite o carregamento de fármacos na matriz do gel e a subsequente libertação do fármaco a uma taxa dependente do coeficiente de difusão da pequena molécula ou macromolécula através da rede de gel. De facto, as vantagens dos hidrogéis para a administração de fármacos podem ser em grande parte farmacocinéticas e, especificamente, é criada uma formulação de depósito a partir da qual os fármacos são lentamente eluídos, mantendo uma elevada concentração local de fármaco nos tecidos circundantes durante um período prolongado, embora também possam ser utilizados para administração sistémica.

Nos últimos anos, a via transdérmica tem sido considerada como um local possível para a administração sistémica de fármacos. As possíveis vantagens da administração transdérmica de fármacos incluem o facto de os fármacos poderem ser administrados durante um longo período de tempo a uma taxa constante, de a administração poder ser facilmente interrompida a pedido, bastando remover os dispositivos, e de os fármacos poderem contornar o metabolismo hepático de primeira passagem. Além disso, devido ao seu elevado teor de água, os hidrogéis inchados podem proporcionar uma melhor sensação para a pele em comparação com as pomadas e os adesivos convencionais. Até à data, foram propostos dispositivos versáteis à base de hidrogel para administração transdérmica.

1.3.1 Classificação dos hidrogéis:
1.3.1.1 Os hidrogéis podem ser classificados com base na natureza dos grupos laterais como

- Neutro

Nos hidrogéis neutros, a força motriz para o inchaço é devida à contribuição da mistura termodinâmica água-polímero para a energia livre global, juntamente com a contribuição elástica do polímero.

- Iónico

A dilatação dos hidrogéis iónicos é também afetada pelas interacções iónicas entre os polímeros carregados e os iões livres. Os hidrogéis iónicos que contêm grupos iónicos, como o ácido carboxílico, absorvem uma maior quantidade de água, devido à sua maior hidrofilicidade. Exemplos de tais géis são o poli (ácido acrílico) e as poliaminas.

1.3.1.2 Os hidrogéis podem ser classificados com base no método de preparação.

- Homopolímeros

Os hidrogéis de homopolímeros são redes reticuladas de um tipo de unidades de monómeros hidrofílicos.

- Copolímeros

Os hidrogéis de copolímero são produzidos por reticulação de duas unidades de monómero, das quais pelo menos uma deve ser hidrofílica para os tornar expansíveis.

1.3.1.3 Os hidrogéis são classificados com base na estrutura física da rede como

- Amorfo,

- Semi-cristalino,

- Estruturas com ligações de hidrogénio,

- Estruturas super moleculares

- Agregados hidro-coloidais.

Os géis reactivos a estímulos são um dos tipos mais importantes de classificação. A dilatação destes géis depende do ambiente físico. O inchaço e o desinchaço destes géis dependem da alteração do pH, da temperatura, da força iónica e da radiação electromagnética.

1.3.2 Aplicações dos hidrogéis na administração de medicamentos
Os avanços na tecnologia das proteínas recombinantes permitiram identificar várias terapêuticas proteicas e peptídicas para o tratamento de doenças. Mas o problema é como administrar eficazmente

estas biomoléculas, uma vez que têm um grande peso molecular e estruturas tridimensionais, sendo a via mais utilizada para a administração de medicamentos a injeção intravenosa ou subcutânea. As proteínas e os péptidos são propensos à degradação proteolítica, pelo que têm tempos de circulação plasmática curtos e uma depuração renal rápida. Por conseguinte, requerem múltiplas injecções diárias ou um aumento da dose para manter os níveis terapêuticos necessários.

As injecções múltiplas são difíceis para o doente, enquanto as doses elevadas podem ser tóxicas e induzir uma resposta imunitária grave. As formulações poliméricas hidrofóbicas de libertação controlada, como o PLGA, proporcionam um mecanismo de libertação sustentada em que as taxas de libertação do fármaco podem ser manipuladas através da alteração do peso molecular e da composição do polímero. No entanto, estes polímeros induzem efeitos adversos nas proteínas ou péptidos encapsulados durante a preparação da rede e a sua distribuição, bem como desencadeiam a resposta imunitária.

Os hidrogéis hidrofílicos possuem uma técnica de fabrico de redes relativamente simples e condições de encapsulamento de fármacos, o que os torna o material ideal para utilização na administração de fármacos. Assim, os hidrogéis são utilizados principalmente para o encapsulamento de materiais bioactivos e a sua subsequente libertação controlada. Os hidrogéis podem ser utilizados numa variedade de aplicações, tais como a libertação sustentada, orientada ou furtiva de biomoléculas. Os dispositivos de administração à base de hidrogel podem ser utilizados para aplicação oral, ocular, epidérmica e subcutânea.

1.3.2.1 Hidrogéis para administração transdérmica

A administração de medicamentos através da pele tem sido geralmente utilizada para o tratamento de doenças cutâneas ou para a desinfeção da pele. Nos últimos anos, contudo, tem sido investigada uma via transdérmica para a administração de fármacos. Os hidrogéis inchados são utilizados para administrar medicamentos durante um período mais longo e podem ser facilmente removidos.

Têm a vantagem de estes hidrogéis poderem também contornar o metabolismo hepático de primeira classe. Também foram registados hidrogéis obtidos através da copolimerização de albumina de soro bovino (BSA) e PEG. Estes hidrogéis podem ser utilizados como dispositivos de libertação controlada no domínio dos pensos para feridas. A investigação atual neste domínio centra-se agora na libertação assistida por eletricidade utilizando a iontoforese e a electroporação.

1.3.2.2 Administração de medicamentos no trato gastrointestinal

A facilidade de administração de fármacos e a grande área de superfície para absorção fazem do trato gastrointestinal a via mais popular para a administração de fármacos. No entanto, é também uma via muito complexa, pelo que são necessárias abordagens versáteis para administrar fármacos com vista a uma terapia eficaz. Os dispositivos à base de hidrogel podem ser concebidos para administrar fármacos localmente em sítios específicos do trato gastrointestinal. Administração de antibióticos específicos para o estômago. Vários hidrogéis estão atualmente a ser investigados como potenciais dispositivos para administração de fármacos específicos ao cólon. Estes incluem polissacáridos química ou fisicamente reticulados, como o dextrano, a goma de guar e a insulina. Estes hidrogéis são concebidos para serem altamente inchados ou degradados na presença de enzimas ou microflora do cólon, o que permite uma administração de fármacos específica para o cólon.

1.3.2.3 Administração Ocular

Os hidrogéis, devido às suas propriedades elásticas, podem representar um dispositivo resistente à drenagem ocular. Os hidrogéis que se formam in situ são atractivos como sistema de administração ocular de medicamentos devido à sua facilidade de dosagem como líquido e à sua propriedade de retenção a longo prazo como gel após a dosagem.

1.3.2.4 Administração subcutânea

Os dispositivos implantáveis são inseridos por via subcutânea e têm a propriedade de provocar uma resposta imunitária do organismo, conduzindo a inflamação, carcinogenicidade e imunogenicidade. Esta é a razão pela qual todos os materiais implantáveis devem ser compatíveis com o corpo. Neste caso, os hidrogéis foram considerados como o material adequado para dispositivos implantáveis. Os hidrogéis têm um elevado teor de água, um ambiente semelhante ao dos tecidos biológicos, o que os torna relativamente biocompatíveis. Têm também outras propriedades que os tornam uma escolha viável: irritação mecânica mínima aquando da implantação invivo devido à sua suavidade e elasticidade.

REVISÃO DA LITERATURA
1.4 Revisão da literatura relacionada com o montelucaste de sódio Medicamento

1.4.1 **Shajan A** *et al*[17] formularam comprimidos de duas camadas contendo doxofilina HCl como camada de libertação sustentada (SR) e montelucaste de sódio como camada de libertação imediata (IR). A camada de libertação sustentada do cloridrato de doxofilina foi desenvolvida pela técnica de granulação húmida utilizando os polímeros HPMC K100M e eudragit RL100 e a camada de libertação imediata do montelucaste de sódio pelo método de compressão direta utilizando o superdesintegrante croscarmelose de sódio. Os comprimidos foram avaliados quanto aos seus parâmetros físicos. Todos os valores foram considerados dentro dos limites aceitáveis. . Os resultados sugerem que os comprimidos de bicamada desenvolvidos podem ser utilizados como uma alternativa à forma de dosagem convencional.

1.4.2 **Rahul Saxena** *et al*[18] Foram preparados comprimidos bucais mucoadesivos de montelucaste de sódio utilizando hidroxipropilmetilcelulose (HPMC) e carboximetilcelulose de sódio (NaCMC) como polímeros mucoadesivos. Foram desenvolvidas nove formulações com concentrações variáveis de polímeros e excepientes. Os comprimidos foram preparados pelo método de compressão direta e submetidos à avaliação de várias propriedades físico-químicas. Com base nos estudos de otimização, verificou-se que a formulação F 8 apresentava uma excelente força bioadesiva (31,33 ± 1,52 g) e um padrão de libertação sustentada do fármaco in vitro (99,69 % durante 8 h).

1.4.3 **Raghavendra rao N. G** *et al*[19] foram preparados adesivos bucais de montelucaste de sódio utilizando polímeros hidrofílicos e hidrofóbicos. Os pensos bucais foram caracterizados relativamente a vários parâmetros. Todos os adesivos eram uniformes e translúcidos, com boa resistência e superfície lisa. A espessura dos adesivos preparados variava entre 0,266 e 0,326 mm. A resistência à dobragem de todos os adesivos preparados foi > 250. Os resultados do índice de inchaço situaram-se entre 30,03 e 44,27% e o pH da superfície situou-se na gama de pH da região bucal. Os estudos de libertação *in vitro* foram realizados para os adesivos carregados com montelucaste, tendo-se verificado uma libertação do fármaco entre 68,83% e 92,22% em 8 horas. A libertação de montelucaste de todos os adesivos seguiu a ordem zero e o mecanismo foi a taxa de difusão limitado.

1.4.4 **Latha K** *et al*[20] prepararam comprimidos mastigáveis de montelucaste de sódio pelo método de granulação húmida utilizando diferentes concentrações de goma xantana, goma karaya, goma karaya modificada como diluente e glicolato de amido de sódio (SSG) como desintegrante. Os comprimidos foram avaliados relativamente a vários parâmetros e os resultados foram considerados satisfatórios e dentro das especificações. A F12 foi selecionada como formulação optimizada contendo 30% de goma karaya modificada e 4% de SSG, uma vez que mostrou uma libertação completa do fármaco em 90 minutos. A formulação optimizada foi submetida a estudos de estabilidade durante três meses, de acordo com as directrizes da ICH, e mostrou uma boa estabilidade física com alterações insignificantes no aspeto físico e nos testes de controlo de qualidade.

1.4.5 **Ajaykumar Patil** *et al*[21] prepararam películas de dissolução rápida de Montelukast sódico pelo método de moldagem por solvente utilizando gelatina como base de película com diferentes concentrações de superdesintegrantes como celulose microcristalina e crospovidona utilizando PEG 400 como plastificante. Foram avaliados os parâmetros físico-químicos das películas de dissolução rápida. A microscopia eletrónica de varrimento revelou a morfologia das películas. A libertação do fármaco a partir das películas seguiu uma cinética de primeira ordem. Não foram observadas alterações significativas nos parâmetros físicos, no tempo de desintegração *in-vitro* e no teor de fármaco da F2 durante o armazenamento a 40±20C/75±5% HR durante 3 meses. Os dados demonstraram que 4% de crospovidona e 10% de MCC com 4% de gelatina como base de película eram adequados para o desenvolvimento de películas de dissolução rápida de Montelucaste de sódio.

1.4.6 **Raghavendra Rao N G** *et al*[22] desenvolveram sistemas de mini-comprimidos revestidos encapsulados de Montelukast que incluem mini-comprimidos revestidos de libertação imediata e de libertação sustentada. Os mini-tabletes preparados foram submetidos a parâmetros de pré e pós-compressão. Os valores dos parâmetros de pré-compressão e pós-compressão foram avaliados. Verificou-se que o núcleo dos mini-comprimidos revestidos de libertação imediata se desintegrou em 16 minutos. O desempenho *in-vitro* do nosso melhor sistema de mini-tabletes revestidos encapsulados mostrou que quase 25,99% do fármaco foi libertado nos primeiros 60 minutos e 98,74% do fármaco foi mantido até 24 h. O estudo permite concluir que os mini-tabletes revestidos encapsulados podem ser preparados para melhorar a biodisponibilidade do montelucaste de sódio.

1.4.7 **Krishnaveni G** *et al*[23] desenvolveram comprimidos de libertação prolongada de montelucaste, para alcançar a função de desintegração ou rutura controlada pelo tempo com um tempo de atraso pré-determinado distinto. Os comprimidos, cada um constituído por um núcleo e um revestimento, foram preparados utilizando a técnica de revestimento por compressão. O núcleo do comprimido foi então revestido com polímeros naturais, tais como goma xantana, goma guar e uma mistura dos mesmos, respetivamente. Foi investigado o efeito da composição da formulação na camada de barreira que inclui ambos os polímeros e excipientes no tempo de libertação do fármaco. Observou-se que, quando comparada com todas as outras formulações desenvolvidas, a formulação P5F3 mostra-se ideal para a libertação pulsátil do fármaco. Verificou-se que os dados de libertação da formulação se ajustam ao modelo de Peppas com R^2 de 0,983.

1.5 Revisão da literatura sobre a análise espectroscópica do montelucaste de sódio

1.5.1 **K. Pallavi** *et al*[24] desenvolveram um método espetrofotométrico UV simples, sensível e específico para a estimativa de Montelukast Sodium a granel e na forma de dosagem de comprimidos. Foram estabelecidas as condições óptimas para a análise do medicamento. O comprimento de onda máximo (λmax) para o Montelucaste de Sódio foi de 285 nm. A linearidade para este método foi encontrada na faixa de 2-100 µg/ml. O método mostrou alta sensibilidade com reprodutibilidade nos resultados. Foi desenhada a curva de calibração que mostrou um coeficiente de correlação (r) de 0,999. A equação de regressão da curva foi y = 0,034x + 0,004. Este método sensível foi capaz de recuperar com exatidão e precisão desde o nível 80 % até ao nível 120 % da concentração-alvo. O método proposto pode ser adequadamente aplicado para a análise de Montelucaste de Sódio a granel e em formulações farmacêuticas em comprimidos para análise de rotina.

1.5.2 **Lovleen Kumar Garg** *et al*[25] descreveram um método simples, exato, específico e validado para a determinação quantitativa de Montelukast Sodium na forma de dosagem de grânulos orais. Foi efectuado um estudo de todos os parâmetros estabelecidos de acordo com a CIH, para validar um método analítico para um grânulo oral sólido, ou seja, linearidade, intervalo, exatidão, precisão e especificidade. O comprimento de onda máximo do Montelucaste de Sódio foi selecionado a 285 nm como sua propriedade caraterística. Verificou-se que o método é linear no intervalo de 2,4 ppm a 24 ppm com um coeficiente de correlação (r) de 0,9998. Este método sensível foi capaz de recuperar com exatidão e precisão entre 50 % e 150 % da concentração-alvo. O método foi validado com êxito. Além disso, o método proposto é simples, sensível, fácil de aplicar, não utiliza reagentes poluentes e requer instrumentos relativamente baratos. O método proposto pode ser utilizado para análise em ferramentas de controlo de qualidade de rotina e para a determinação quantitativa do Montelucaste de sódio em diferentes formas de dosagem na indústria farmacêutica.

1.6 Revisão da literatura sobre microesponjas para administração transdérmica

1.6.1 **Tamer Baykara** *et al*[26] prepararam microesponjas contendo cetoprofeno e Eudragit RS 100 pelo método de difusão de solvente em quase-emulsão. Foram investigados os efeitos de diferentes velocidades de mistura, rácios fármaco/polímero e rácios solvente/polímero nas características físicas das microesponjas, bem como a taxa de libertação in vitro do fármaco a partir das microesponjas. Todos os factores estudados tiveram influência nas características físicas das microesponjas. Os resultados da dissolução in vitro mostraram que a taxa de libertação do cetoprofeno foi modificada em todas as formulações.

1.6.2 **Ravi R** *et al*[27] foram preparadas microesponjas de eritromicina utilizando o método de difusão de solventes em emulsão quassi. As microesponjas de eritromicina foram depois incorporadas num gel de Carbopol-940 preparado pela técnica de hidrogel para estudos de libertação. Verificou-se que a melhor formulação era estável à temperatura ambiente durante 3 meses. Assim, concluiu-se que a eritromicina pode ser formulada como gel de microesponja que pode libertar o fármaco até 8 horas com efeitos secundários reduzidos.

1.6.3 **Christianne mounir zaki Rizkalla** *et al*[28] produziram uma forma de dosagem eficaz carregada de fármacos que foi capaz de controlar a libertação de cloridrato de hidroxizina na pele. O Sistema de Libertação de Microesponjas é uma tecnologia única para a libertação controlada de agentes tópicos e consiste em microesferas poliméricas porosas, normalmente com 10-50 µm de diâmetro, carregadas com agentes activos. As microesferas de Eudragit RS-100 do fármaco foram preparadas pelo método de difusão por solvente de óleo numa emulsão de óleo, utilizando acetona como solvente dispersante e parafina líquida como meio contínuo. Foi adicionado estearato de magnésio à fase dispersa para evitar a floculação das microesponjas de Eudragit RS-100. Foram produzidas microesponjas com uma eficiência de encapsulamento de quase 98% e uma porosidade de 60-70%.

1.6.4 **Kamla Pathak** *et al*[7] realizaram um estudo para explorar a viabilidade da utilização de nanoesponjas poliméricas como um transportador alternativo para o nitrato de econazol (EN). As nanoesponjas de EN eram partículas nanométricas discretas de fluxo livre com morfologia semelhante a casca de laranja perfurada, conforme visualizado por SEM. A nanoesponja formulada com PVA:EC (3:2) apresentou a maior libertação in vitro após 12 h em tampão fosfato (pH 6,8) que se ajustou ao modelo da matriz. A nanoesponja selecionada foi formulada como hidrogel Carbopol 934 NF utilizando concentrações variáveis dos potenciadores de permeação propilenoglicol e N-metil-2-pirrolidona. Os hidrogéis carregados com a nanoesponja EN (F0-F7) foram avaliados quanto às propriedades farmacotécnicas e estudos de irritação na pele de ratos. Com base em vários parâmetros de avaliação, o F7 com um inchaço de equilíbrio de 0,944 g/g após 4 h, baixa firmeza e alta adesividade, uma taxa de fluxo de 1540,2 (μg/cm^2 .h) e que exibiu uma libertação controlada de EN durante 12 h foi selecionado como o melhor hidrogel.

1.6.5 **Prathima Srinivas** *et al*[29] produziram nanoesponjas de Voriconazol de libertação controlada para administração tópica e oral. Foram preparadas com sucesso nanoesponjas utilizando três polímeros diferentes: etilcelulose, poli (metacrilato de metilo) e Pluronic F-68 (poloxâmero 188), utilizando PVA como tensioativo através do método de evaporação de solventes em emulsão. O tamanho das partículas das formulações optimizadas situava-se no intervalo de 200-400 nm e a eficiência de aprisionamento do fármaco situava-se no intervalo de 69,8% a 72,5%. Estas formulações de nanoesponjas foram preparadas como gel utilizando carbopol 971P e estudadas quanto ao pH, viscosidade, libertação do fármaco in vitro e atividade antimicrobiana. Das várias formulações preparadas, verificou-se que E2, P2 e F2 apresentavam a libertação máxima de fármaco de 92,76%, 91,84% e 95,88%, respetivamente, na proporção de 1:2 fármaco: polímero. As formulações optimizadas de nanoesponjas foram seleccionadas para a preparação de comprimidos de nanoesponjas para administração controlada de fármacos por via oral.

PERFIL DO MEDICAMENTO E DO EXCIPIENTE
1.7 MONTELUCASTE DE SÓDIO[30-32] :

1.7.1 Fonte

O montelucaste foi obtido a partir de MYLAN, Hyderabad, Índia.

1.7.2 Descrição

O Montelucaste de Sódio é um pó cristalino inodoro de cor amarela clara a quase branca. Está classificado como agente anti-asmático da categoria dos antagonistas dos leucotrienos.

1.7.3 Estado físico

Sólido

1.7.4 Número de registo CAS

[151767-02-1]
1.7.5 Nome IUPAC

[R - (*E*)]-1-[[[[1-[3-[2-(7-cloro-2-quinolinil) etenil] fenil [2-(1-hidroxi-1-metil-etil) fenil] propil] tio] metil] Ácido ciclopropanoacético.

1.7.6 Fórmula molecular

C35 H35 Cl NNaO3 S

1.7.7 Peso molecular

601,8 gramas

1.7.8 Estrutura molecular

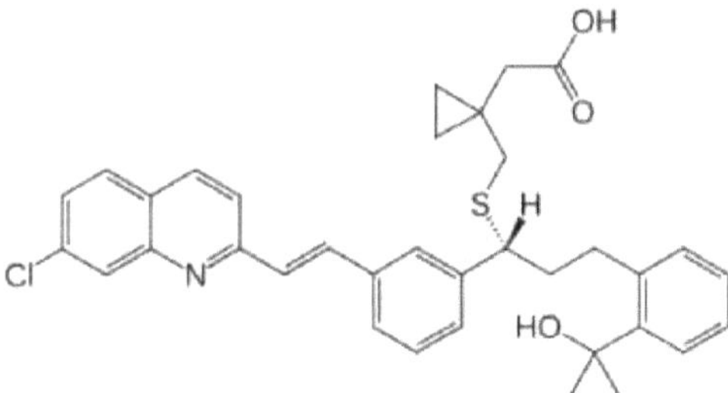

Figura 6: Estrutura do montelucaste de sódio
1.7.9 Ponto de fusão
112-115 C°
1.7.10 Log P/Hidrofobicidade
2.35
1.7.11 Solubilidade
Muito solúvel em etanol, metanol e água; praticamente insolúvel em acetonitrilo.
1.7.12 Polimorfismo
Sem polimorfismo

1.7.13 Classificação BCS

BCS classe II (baixa solubilidade, alta permeabilidade)

1.7.14 Armazenamento

Conservar a uma temperatura ambiente controlada (59° a 86° F). Proteger da humidade e da luz.

1.7.15 Mecanismo de ação

O montelucaste inibe a broncoconstrição devida ao desafio antigénico. O montelucaste é um antagonista seletivo do recetor de leucotrienos do recetor de cisteinil leucotrienos CysLT ₁. Os leucotrienos cisteínicos (LTC ₄, LTD ₄, LTE ₄) são produtos do metabolismo do ácido araquidónico que são libertados por várias células, incluindo mastócitos e eosinófilos. Ligam-se aos receptores de cisteinil-leucotrienos (CysLT) que se encontram nas vias respiratórias humanas. A ligação dos cisteinil-leucotrienos aos receptores de leucotrienos tem sido correlacionada com a fisiopatologia da asma, incluindo edema das vias aéreas, contração do músculo liso e alteração da atividade celular associada ao processo inflamatório, factores que contribuem para os sinais e sintomas da asma. A ligação do montelucaste ao recetor CysLT ₁ é de alta afinidade e selectiva, preferindo o recetor CysLT ₁ a outros receptores farmacologicamente importantes das vias aéreas, como o recetor prostanóide, colinérgico ou beta-adrenérgico. O montelucaste inibe as acções fisiológicas do LTD ₄ nos receptores CysLT ₁, sem qualquer atividade agonista.

1.7.16 Farmacocinética

Biodisponibilidade	- 64%
Ligação de proteínas	- superior a 99%
Meia-vida de eliminação	- 2,7 a 5,5 horas

3.1.16.1 Absorção

O montelucaste é bem absorvido após a administração. Os níveis sanguíneos máximos ocorrem em cerca de horas, com uma semi-vida de 2,7-5,5 horas.

1.7.16.1 Distribuição

A ligação proteica do montelucaste é superior a 99%.

1.7.16.2 Metabolismo

Extensivamente metabolizado, as concentrações plasmáticas dos metabolitos são indetectáveis no estado estacionário. As CYP-450 3A4 e 2C9 estão envolvidas no metabolismo.

1.7.16.3 Excreção

O montelucaste é eliminado pela urina. A depuração plasmática é em média de 45 ml/min. 86% são recuperados nas fezes e menos de 0,2% na urina.

1.7.17 Formas de dosagem disponíveis

Comprimidos, comprimidos para mastigar e granulado oral

1.7.18 Dosagem

Adultos e crianças ≥ 15 anos

A dose habitual é de 10 mg em comprimidos, uma vez por dia, à noite.

Precauções

Crianças: Segurança e eficácia não estabelecidas para o tratamento da asma em doentes com menos de 12 meses de idade, rinite alérgica em doentes com menos de 2 anos de idade, rinite alérgica perene em doentes com menos de 6 meses de idade e broncoespasmo induzido por exercício em doentes com menos de 15 anos de idade.

Ataques agudos de asma
Não utilizar para a reversão do broncospasmo em ataques agudos de asma, incluindo em asmáticos.

Corticosteróides concomitantes
Não substituir abruptamente o montelucaste por corticosteróides inalados ou orais.

Doenças eosinofílicas
Pode ocorrer eosinofilia sistémica, por vezes com características clínicas de vasculite consistentes com a síndrome de Churg-Strauss.

Asma induzida pelo exercício
Não utilizar Montelukast como monoterapia para o tratamento e gestão do broncoespasmo induzido pelo exercício.

Fenilcetonúria
Os comprimidos mastigáveis de Monelukast contêm fenilalanina.

1.7.19 Interacções medicamentosas: Fenobarbital, rifampicina.

3.1.21 Efeitos secundários Cardiovasculares - Complicações cardíacas, palpitações (pós-comercialização).

3.1.22 Utilização

O montelucaste é utilizado na profilaxia e no tratamento crónico da asma em doentes com meses de idade ou mais; no alívio dos sintomas da rinite alérgica sazonal em doentes com 2 anos de idade ou mais; no alívio dos sintomas da rinite alérgica perene em doentes com 6 meses de idade ou mais.

3.2 Etilcelulose (EC) [33]
3.2.1 Sinónimos
Aquacoat E-462, Ethocel, Surelease.
3.2.2 Descrição
A etilcelulose é um pó insípido, de fluxo livre, de cor branca a castanho-claro.
3.2.3 Número de registo CAS
[9004-57-3]
3.2.4 Fórmula empírica e peso molecular
A etilcelulose é parcialmente etoxilada. A etilcelulose com substituição etoxilada completa (DS = 3)

é **$C_{12}H_{23}O_6$ ($C_{12}H_{22}O_5$)$_n$ $C_{12}H_{23}O_5$**, em que n pode variar para proporcionar uma grande variedade de pesos moleculares. A etilcelulose, um éter etílico da celulose, é um polímero de cadeia longa de unidades de b-anidroglucose unidas por ligações acetálicas.

3.2.5 Fórmula estrutural:

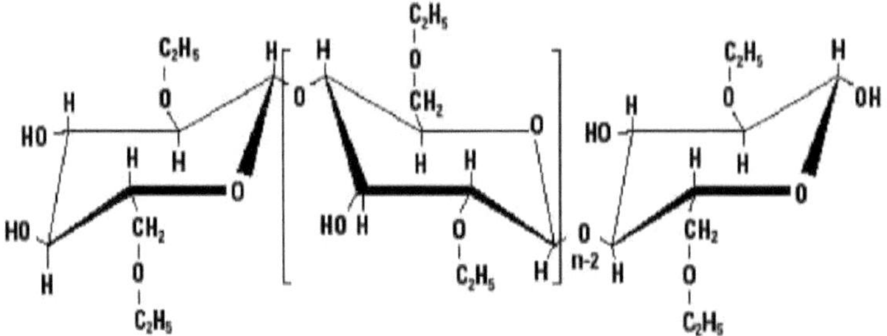

Figura 7: Estrutura da etilcelulose

3.2.6 Categoria funcional:

Agente de revestimento, aglutinante de comprimidos e agente de aumento da viscosidade.

3.2.7 Aplicação na formulação ou tecnologia farmacêutica:

O EC é amplamente utilizado em formulações farmacêuticas orais e tópicas. A sua principal utilização em formulações orais é como agente de revestimento hidrofóbico para comprimidos e grânulos. Os revestimentos de CE são utilizados para modificar a libertação de um fármaco para mascarar um sabor desagradável ou para melhorar a estabilidade de uma formulação; por exemplo, quando os grânulos são revestidos com etilcelulose para inibir a oxidação. As formulações de comprimidos de libertação modificada também podem ser produzidas utilizando etilcelulose como formador de matriz. A etilcelulose, dissolvida num solvente orgânico ou numa mistura de solventes, pode ser utilizada isoladamente para produzir películas mais fortes e mais duradouras. As películas de CE podem ser modificadas para alterar a sua solubilidade através da adição de hipermelose ou de um plastificante. O CE também tem sido utilizado como agente de administração de agentes terapêuticos a partir de aparelhos orais (por exemplo, dentários). Em formulações tópicas, o CE é utilizado como agente espessante em cremes, loções ou géis, desde que seja utilizado um solvente adequado. Além disso, é utilizado em cosméticos e produtos alimentares.

3.2.8 Propriedades típicas

3.2.8.1 Densidade (a granel) 0,4 g

3.2.8.2 Ponto de fusão: Temperatura de transição vítrea - 129-133° C.

3.2.8.3 Solubilidade

A etilcelulose é praticamente insolúvel em glicerina, propilenoglicol e água. A etilcelulose que contém menos de 46,5% de grupos etoxilo é muito solúvel em clorofórmio, acetato de metilo e tetra-hidrofurano e em misturas de hidrocarbonetos aromáticos com etanol (95%). A etilcelulose que contém pelo menos 46,5% de grupos etoxilo é livremente solúvel em clorofórmio, etanol (95%), acetato de etilo, metanol e tolueno.

3.2.8.4 Gravidade específica

1,12-1,15 g/cm^3

3.2.9 Estabilidade e condições de armazenamento:

O CE é um material estável, ligeiramente higroscópico. Está sujeito a degradação oxidativa na presença de luz solar ou luz UV a temperaturas elevadas. Não deve ser armazenado a uma temperatura superior a 32° C (90° F).

3.2.10 Segurança:

O CE é amplamente utilizado em formulações farmacêuticas orais e tópicas. Não é metabolizado por ingestão oral e, por conseguinte, é uma substância não-calórica. O CE é geralmente considerado como um material não tóxico, não alérgico e não irritante.

3.2.11 Precauções de manuseamento:

É importante evitar que as nuvens de pó fino de etilcelulose atinjam níveis potencialmente explosivos no ar. O CE é combustível. O pó de CE pode ser irritante para os olhos e deve ser usada proteção ocular.

3.3 Álcool polivinílico [33]

3.3.1 Sinónimos

Airvol; Alcotex; Celvol; Elvanol; Gelvatol; Gohsenol; Lemol; Mowiol; poli(álcool vinílico); Polivinol; PVA; polímero de álcool vinílico.

3.3.2 Descrição

O álcool polivinílico apresenta-se como um pó granular inodoro, de cor branca a creme.

3.3.3 Número de registo CAS

[9002-89-5]

3.3.4 Fórmula empírica e peso molecular

O álcool polivinílico é um polímero sintético solúvel em água representado pela fórmula $(C_2H_4O)_n$. O valor de n para os materiais comercialmente disponíveis situa-se entre 500 e 5000, o que equivale a uma gama de peso molecular de aproximadamente 20000-200000.

3.3.5 Fórmula estrutural

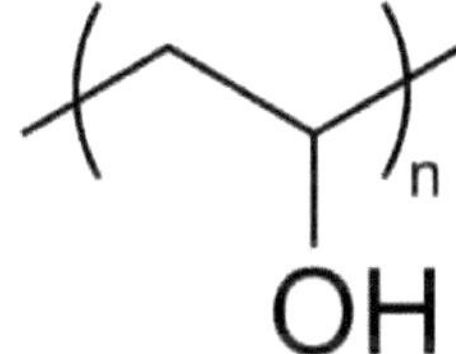

Figura 8: Estrutura do álcool polivinílico

3.3.6 Categoria funcional

Agente de revestimento; lubrificante; agente estabilizador; agente de aumento de viscosidade.

3.3.7 Aplicações na formulação ou tecnologia farmacêutica

O álcool polivinílico é utilizado principalmente em formulações farmacêuticas tópicas e oftálmicas;

ver Quadro II. É utilizado como um agente estabilizador para emulsões (0,25-3,0% p/v). O álcool polivinílico é também utilizado como agente de aumento da viscosidade para formulações viscosas, tais como produtos oftálmicos. É utilizado em lágrimas artificiais e soluções para lentes de contacto para fins de lubrificação, em formulações de libertação prolongada para administração oral e em adesivos transdérmicos. O álcool polivinílico pode ser transformado em microesferas quando misturado com uma solução de glutaraldeído.

3.3.8 Propriedades típicas

3.3.8.1 Ponto de fusão

228° C para os graus totalmente hidrolisados;

180-190° C para as qualidades parcialmente hidrolisadas.

3.3.8.2 Solubilidade

Solúvel em água; ligeiramente solúvel em etanol (95%); insolúvel em solventes orgânicos. A dissolução requer a dispersão (humidificação) do sólido em água à temperatura ambiente, seguida de aquecimento da mistura a cerca de 90° C durante aproximadamente 5 minutos. A mistura deve ser continuada enquanto a solução aquecida é arrefecida até à temperatura ambiente.

3.3.8.3 Gravidade específica

1.1.1   1,31 para o sólido a 25° C;

1.1.2 para solução aquosa a 10% p/v a 25° C.

3.3.9 Estabilidade e condições de armazenamento

O álcool polivinílico é estável quando armazenado num recipiente hermeticamente fechado, num local fresco e seco. As soluções aquosas são estáveis em recipientes selados e resistentes à corrosão. Podem ser adicionados conservantes à solução se for necessário um armazenamento prolongado. O álcool polivinílico sofre uma degradação lenta a 100° C e uma degradação rápida a 200° C; é estável quando exposto à luz.

3.3.10 Segurança

O álcool polivinílico é geralmente considerado um material não tóxico. Não é irritante para a pele e para os olhos em concentrações até 10%; concentrações até 7% são utilizadas em cosméticos.

3.3.11 Precauções de manuseamento

Observar as precauções normais adequadas às circunstâncias e à quantidade de material manuseado; recomenda-se a utilização de proteção ocular e luvas. O pó de álcool polivinílico pode ser irritante.

3.4 CARBOPOL 934 P [33]

3.4.1 Sinónimos

Acritâmero, carboxi poli metileno, ultrez

3.4.2 Descrição

Os carbómeros são pós brancos, "fofos", ácidos, higroscópicos e com um ligeiro odor caraterístico.

3.4.3 *Número de registo CAS* [9003-01-4]

3.4.4 *Fórmula empírica e peso molecular*

Os carbómeros são polímeros sintéticos de elevado peso molecular de ácido acrílico que são reticulados com alil sacarose ou éteres alílicos de pentaeritritol. Contêm entre 52% e 68% de grupos de ácido carboxílico (COOH) calculados em base seca.

A BP 2009 e a PhEur 6.4 têm uma única monografia que descreve o carbómero; a USP32-NF27 contém várias monografias que descrevem graus individuais de carbómero que variam em termos de viscosidade aquosa, tipo de polímero e solvente de polimerização. O peso molecular do carbómero é teoricamente estimado em $7*10^5$ a $4*10^9$. Num esforço para medir o peso molecular entre as ligações cruzadas, MC, os investigadores alargaram a teoria da rede de elasticidade aos géis inchados e utilizaram a relação inversa entre o módulo de elasticidade e o MC. Foram registados valores estimados de MC de 237600 g/mol para o Carbopol 941 e de 104400g/mol para o Carbopol 940. Em geral, os polímeros de carbómero com menor viscosidade e menor rigidez terão valores de MC mais elevados. Inversamente, os polímeros de carbómero mais viscosos e mais rígidos terão valores MC mais baixos.

1.1.5 *Fórmula estrutural*

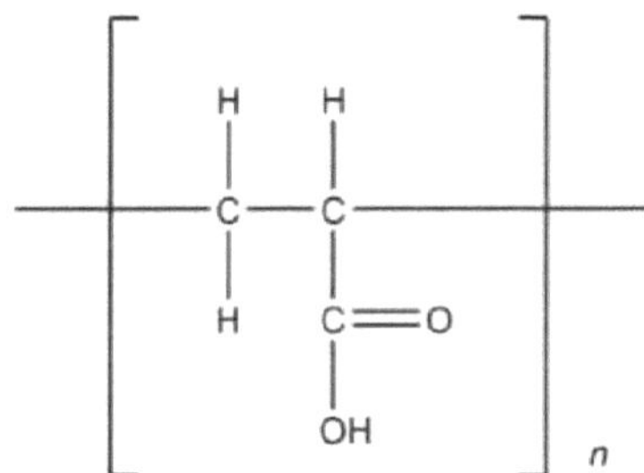

Figura 9: Estrutura do carbopol

3.4.6 *Categoria funcional*

Material bioadesivo; agente de libertação controlada; agente emulsionante; estabilizador de emulsão; modificador de reologia; agente estabilizador; agente de suspensão; aglutinante de comprimidos.

3.3.7 Aplicações na formulação ou tecnologia farmacêutica

Os carbómeros são utilizados em formulações farmacêuticas líquidas ou semi-sólidas como modificadores reológicos. As formulações incluem cremes, géis, loções e pomadas para utilização em preparações oftálmicas. Preparações rectais, tópicas e vaginais. Os tipos de carbómero com teor de benzeno residual superior a 2 ppm não cumprem as especificações da monografia PhEur 6.4. No entanto, o carbómero com baixo teor residual de outros solventes que não os "solventes OVI de classe I" definidos pela CIH pode ser utilizado na Europa. O carbómero com baixo teor residual de acetato de etilo, como o Carbopol 971P NF ou o Carbopol 974P NF, pode ser utilizado em preparações orais, em suspensões, cápsulas ou comprimidos. Nas formulações para comprimidos, os carbómeros são utilizados como agentes de libertação controlada e/ou como aglutinantes. Ao contrário dos polímeros lineares, uma maior viscosidade não resulta numa libertação mais lenta do fármaco com os carbómeros. Os carbómeros ligeiramente reticulados (menor viscosidade) são geralmente mais eficazes no controlo da libertação do fármaco do que os carbómeros altamente reticulados (maior viscosidade). Nos processos de granulação húmida, a água, os solventes ou as suas misturas podem ser utilizados como fluido de granulação. A pegajosidade da massa húmida pode ser reduzida através da inclusão de talco na formulação ou da adição de determinadas espécies catiónicas ao fluido de granulação.

3.4.8 Propriedades típicas

3.4.8.1 Densidade

0,2 g/cm^3 (pó); 0,4 g/cm^3 (granulado).

3.4.8.2 Ponto de fusão

Ponto de fusão A decomposição ocorre em 30 minutos a 260º C.

Temperatura de transição vítrea 100-105 Cº

3.4.8.3 Solubilidade

Inchável em água e glicerina e, após neutralização, em etanol (95%). Os carbómeros não se dissolvem, mas apenas incham de forma notável, uma vez que são microgéis tridimensionais reticulados.

3.4.9 Estabilidade e condições de armazenamento

Os carbómeros são materiais estáveis e higroscópicos que podem ser aquecidos a temperaturas inferiores a 104º C até 2 horas sem afetar a sua eficiência de espessamento. No entanto, a exposição a temperaturas excessivas pode resultar em descoloração e redução da estabilidade. A decomposição completa ocorre com o aquecimento durante 30 minutos a 260º C. As formas de carbómero em pó seco não favorecem o crescimento de bolores e fungos. Em contrapartida, os microrganismos crescem bem em dispersões aquosas não conservadas, pelo que deve ser adicionado um conservante antimicrobiano, como 0,1% p/v de clorocresol, 0,18% p/v de metilparabeno - 0,02% p/v de propilparabeno ou 0,1% p/v de timerosal. A adição de certos antimicrobianos, como o cloreto de benzalcónio ou o benzoato de sódio, em concentrações elevadas (0,1% p/v) pode causar turvação e uma redução da viscosidade das dispersões de carbómero. À temperatura ambiente, as dispersões de carbómero mantêm a sua viscosidade durante o armazenamento por períodos prolongados. A exposição à luz provoca oxidação que se reflecte numa diminuição da viscosidade da dispersão. A estabilidade à luz pode ser melhorada pela adição de 0,05-0,1% p/v de um absorvente de UV solúvel em água, como a benzofenona-2 ou a benzofenona-4, em combinação com 0,05-0,1% p/v de ácido edético. O pó de carbómero deve ser armazenado num recipiente hermético, resistente à corrosão e protegido da humidade. Recomenda-se a utilização de recipientes de vidro, de plástico ou revestidos de resina para a armazenagem de formulações que contenham carbómero.

3.4.10 Segurança

Os carbómeros são amplamente utilizados em produtos não parenterais, particularmente em preparações tópicas líquidas e semi-sólidas. Os graus polimerizados em acetato de etilo também podem ser utilizados em formulações orais. Não existem provas de absorção sistémica dos polímeros de carbómero após administração oral. Os estudos de toxicidade oral aguda em animais indicam que o carbómero 934P tem uma baixa toxicidade oral, tendo sido administradas doses até 8 g/kg a cães sem ocorrência de mortes. Os carbómeros são geralmente considerados como materiais essencialmente não tóxicos e não irritantes; não existem provas de reacções de hipersensibilidade nos seres humanos aos carbómeros utilizados topicamente.

3.4.11 Precauções de manuseamento

Observar as precauções normais adequadas às circunstâncias e à quantidade de material manuseado. A produção excessiva de poeiras deve ser minimizada para evitar o risco de explosão (a concentração explosiva mais baixa é de 130 g/m^3). O pó de carbómero é irritante para os olhos, as membranas mucosas e o trato respiratório. Em caso de contacto do pó de carbómero com os olhos, deve ser utilizada solução salina para irrigação. Recomenda-se o uso de luvas, proteção ocular e um respirador de pó durante o manuseamento. Recomenda-se a utilização de uma solução de electrólitos (cloreto de sódio) para a limpeza do equipamento após o processamento dos carbómeros.

3.5 Trietanolamina [33]

3.5.1 Sinónimos

TEA; Tealan; trietilolamina; trihidroxitrietilamina; tris (hidroxietil)amina; trolaminum.

3.5.2 Descrição

A trietanolamina é um líquido viscoso límpido, incolor a amarelo pálido, com um ligeiro odor amoniacal.

3.5. 3Número de registo CAS [102-71-6]

3.5. 4Fórmula estrutural

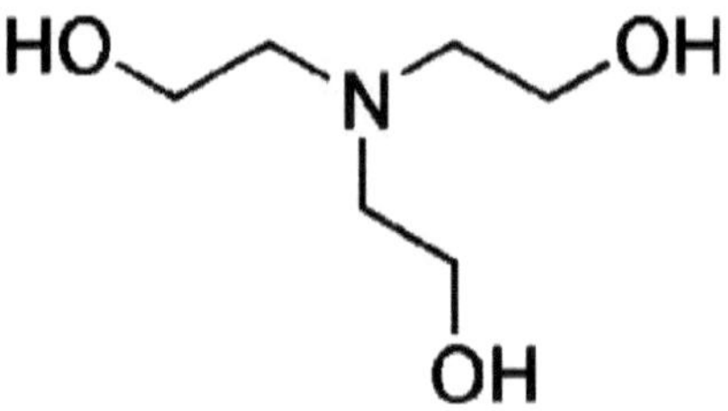

Figura 10: Estrutura da trietnaolamina

3.5.5   Categoria funcional

Agente alcalinizante; agente emulsionante.

3.5.6   Aplicações na formulação ou tecnologia farmacêutica

A trietanolamina é amplamente utilizada em formulações farmacêuticas tópicas, principalmente na formação de emulsões. Quando misturada em proporções equimolares com um ácido gordo, como o ácido esteárico ou o ácido oleico, a trietanolamina forma um sabão aniónico com um pH de cerca de 8, que pode ser utilizado como agente emulsionante para produzir emulsões óleo em água estáveis e de grão fino. As concentrações normalmente utilizadas para a emulsificação são 2-4% v/v de trietanolamina e 2-5 vezes a concentração de ácidos gordos. No caso dos óleos minerais, serão necessários 5% v/v de trietanolamina, com um aumento adequado da quantidade de ácidos gordos utilizados. A trietanolamina é também utilizada na formação de sais para soluções injectáveis e em preparações analgésicas tópicas. É também utilizada em preparações de protectores solares. A trietanolamina é utilizada como produto intermédio no fabrico de tensioactivos, especialidades têxteis, ceras, polimentos, herbicidas, desemulsionantes de petróleo, produtos de higiene, aditivos para cimento e óleos de corte. A trietanolamina é também alegadamente utilizada na produção de lubrificantes para as indústrias de luvas de borracha e têxtil. Outras utilizações gerais são como tampões, solventes e plastificantes de polímeros, e como humectante.

3.5.7   Propriedades típicas

3.5.7.1   Ponto de ebulição - 335 C°

3.5.7.2   Ponto de congelação - 21,6 C°
3.5.7.3   Higroscopicidade - Muito higroscópico.
3.5.7.4   Miscibilidade

Tabela 2: Miscibilidade da trietanolamina.

Solvente	Solubilidade a 20 C°
Acetona	Miscível
Benzeno	1 em 24
Tetracloreto de carbono	Miscível
Éter etílico	1 em 63
Metanol	Miscível
Água	Miscível

1.1.8   Estabilidade e condições de armazenamento

A trietanolamina pode tornar-se castanha com a exposição ao ar e à luz. A trietanolamina a 85% tende a estratificar-se abaixo de 15° C; a homegeneidade pode ser restaurada por aquecimento e mistura antes da utilização. A trietanolamina deve ser armazenada num recipiente hermético, protegido da luz, num local fresco e seco.

1.1.9 Segurança

A trietanolamina é utilizada principalmente como agente emulsionante numa variedade de preparações farmacêuticas tópicas. Embora seja geralmente considerada como um material não tóxico,(2) a trietanolamina pode causar

hipersensibilidade ou ser irritante para a pele quando presente em produtos formulados. A dose oral letal humana de trietanolamina está estimada em 5-15 g/kg de peso corporal. Devido à preocupação com a possível produção de nitrosaminas no estômago, as autoridades suíças restringiram a utilização de trietanolamina a preparações destinadas a uso externo.

1.1.10 Precauções de manuseamento

A trietanolamina pode ser irritante para a pele, olhos e membranas mucosas. A inalação de vapor pode ser prejudicial. Recomenda-se o uso de vestuário de proteção, luvas, proteção ocular e um respirador.

Idealmente, a trietanolamina deve ser manuseada numa câmara de fumos. Ao ser aquecida, a trietanolamina forma fumos nitrosos altamente tóxicos. A trietanolamina é combustível.

3.6 Glicol de propileno [33]

3.6.1 Sinónimos

1,2-Dihidroxipropano; E1520; 2-hidroxipropanol; metil etilenoglicol; metil glicol; propano-1,2-diol; propilenoglicol.

3.6.2 Descrição

O propilenoglicol é um líquido límpido, incolor, viscoso, praticamente inodoro, com um sabor doce e ligeiramente acre, semelhante ao da glicerina.

3.6.3 Número de registo CAS

[57-55-6]

3.6.4 Fórmula empírica e peso molecular

C3H8O2 76,09gm

3.6.5 Fórmula estrutural

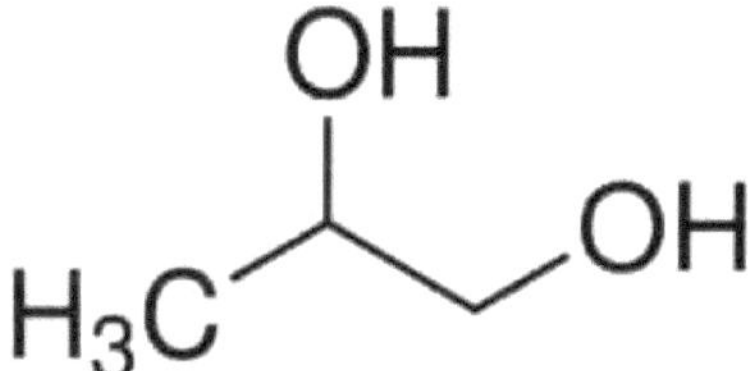

Figura 11: Estrutura do propilenoglicol

3.6.6 Categoria funcional

Conservante antimicrobiano; desinfetante; humectante; plastificante; solvente; agente estabilizador; co-solvente miscível em água.

3.6.7 Aplicações na formulação ou tecnologia farmacêutica

O propilenoglicol tornou-se amplamente utilizado como solvente, extrato e conservante numa variedade de formulações farmacêuticas parentéricas e não parentéricas. É um solvente geral melhor do que a glicerina e dissolve uma grande variedade de materiais, como corticosteróides, fenóis, medicamentos à base de sulfa, barbitúricos, vitaminas (A e D), a maioria dos alcalóides e muitos anestésicos locais. Como antissético, é semelhante ao etanol e, contra os bolores, é semelhante à glicerina e apenas ligeiramente menos eficaz do que o etanol. O propilenoglicol é normalmente utilizado como plastificante em formulações aquosas de revestimento de películas. O propilenoglicol é também utilizado em cosméticos e na indústria alimentar como veículo para emulsionantes e como veículo para aromas, de preferência ao etanol, uma vez que a sua falta de volatilidade proporciona um sabor mais uniforme.

3.6.8 Propriedades típicas

3.6.8.1 Ponto de ebulição 188 C°

3.6.8.2 Densidade 1,038 g/cm^3 a 20 C°

3.6.8.3 Solubilidade Miscível com acetona, clorofórmio, etanol (95%), glicerina e água; solúvel em 1 em 6 partes de éter; não miscível com óleo mineral leve ou óleos fixos, mas dissolve alguns óleos essenciais.

3.6.9 Estabilidade e condições de armazenamento

A temperaturas frias, o propilenoglicol é estável num recipiente bem fechado, mas a temperaturas elevadas, ao ar livre, tende a oxidar-se, dando origem a produtos como o propionaldeído, o ácido lático, o ácido pirúvico e o ácido acético. O propilenoglicol é quimicamente estável quando misturado com etanol (95%), glicerina ou água; as soluções aquosas podem ser esterilizadas por autoclavagem.

3.6.10 Segurança

O propilenoglicol é utilizado numa grande variedade de fórmulas farmacêuticas e é geralmente considerado como um material relativamente não tóxico. É também muito utilizado em alimentos e cosméticos. Provavelmente em consequência do seu metabolismo e excreção, o propilenoglicol é menos tóxico do que outros glicóis. O propilenoglicol é rapidamente absorvido pelo trato gastrointestinal; há também provas de que é absorvido topicamente quando aplicado na pele danificada. Nas preparações tópicas, o propilenoglicol é considerado minimamente irritante, embora seja mais irritante do que a glicerina. Foram comunicados alguns casos de dermatite de contacto associados ao propilenoglicol. Com base em dados metabólicos e toxicológicos, a OMS estabeleceu uma dose diária aceitável de propilenoglicol até 25 mg/kg de peso corporal. As formulações que contêm 35% de propilenoglicol podem causar hemólise nos seres humanos.

3.6.11 Precauções de manuseamento

Observar as precauções normais adequadas às circunstâncias e à quantidade de material manuseado. O propilenoglicol deve ser manuseado num ambiente bem ventilado; recomenda-se a utilização de proteção ocular. No Reino Unido, o limite de exposição a longo prazo (8 horas TWA) no local de trabalho para o vapor de propilenoglicol e partículas é de 474 mg/m^3 (150 ppm) e 10 mg/m^3 para partículas.

3.7 Miristato de isopropilo [33]

3.7.1 Sinónimos

Estol IPM; HallStar IPM-NF; éster isopropílico do ácido mirístico; Isopropilmiristato; isopropilis miristas; Kessco IPM 95; Lexol IPM-NF; éster isopropílico do ácido mirístico; Rita IPM; Stepan IPM; Super Refined Crodamol IPM; Tegosoft M; ácido tetradecanóico, éster 1-metil-tilico; Waglinol 6014.

3.7.2 Descrição

O miristato de isopropilo é um líquido límpido, incolor, praticamente inodoro, de baixa viscosidade, que congela a cerca de 5° C. É constituído por ésteres de propan-2-ol e ácidos gordos saturados de elevado peso molecular, principalmente ácido mirístico.

3.7.3 Número de registo CAS

[110-27-0]

3.7.4 Fórmula empírica e peso molecular
C17H34O2 e 270,5gms.

3.7.5 Fórmula estrutural

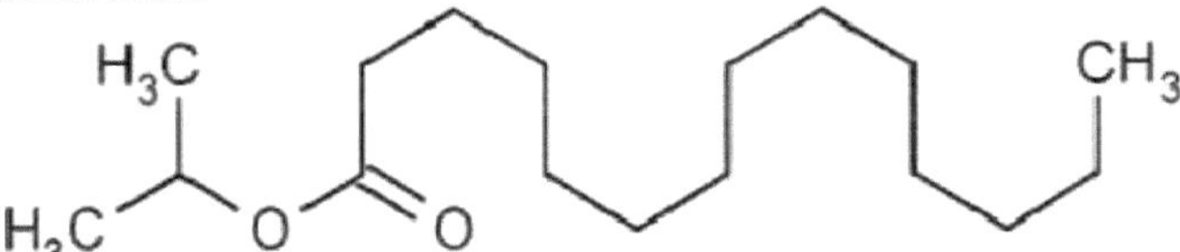

Figura 12: Estrutura do miristato de isopropilo

3.7.6 Categoria funcional

Emoliente; veículo oleaginoso; penetrante cutâneo; solvente.

3.7.7 Aplicações na formulação ou tecnologia farmacêutica

O miristato de isopropilo é um emoliente não oleoso que é facilmente absorvido pela pele. É utilizado como componente de bases semi-sólidas e como solvente para muitas substâncias aplicadas topicamente. As aplicações em formulações farmacêuticas e cosméticas tópicas incluem óleos de banho; maquilhagem; produtos para o cabelo e unhas; cremes; loções; produtos para os lábios; produtos de barbear; lubrificantes para a pele; desodorizantes; suspensões óticas; e cremes vaginais;

3.7.8 Propriedades típicas

3.7.8.1   Ponto de ebulição

140,2º C a 266 Pa (2mmHg)

3.7.8.2 Solubilidade

Solúvel em acetona, clorofórmio, etanol (95%), acetato de etilo, gorduras, álcoois gordos, óleos fixos, hidrocarbonetos líquidos, tolueno e ceras. Dissolve muitas ceras, colesterol ou lanolina. Praticamente insolúvel em glicerina, glicóis e água.

3.8.9 Estabilidade e condições de armazenamento
O miristato de isopropilo é resistente à oxidação e à hidrólise e não se torna rançoso. Deve ser armazenado num recipiente bem fechado, num local fresco e seco e protegido da luz.

3.7.10 Segurança

O miristato de isopropilo é amplamente utilizado em cosméticos e formulações farmacêuticas tópicas e é geralmente considerado como um material não tóxico e não irritante.

3.7.11 Precauções de manuseamento

Observar as precauções normais adequadas às circunstâncias e à quantidade de material manuseado.

PLANO DE TRABALHO

Protocolo de estudo

1.   Construção do gráfico padrão do montelucaste de sódio.

2.   Estudos de compatibilidade fármaco-polímero utilizando FT-IR.

3.   Preparação de microesponjas carregadas com fármacos pelo método de difusão de solventes em quase emulsão.

4.   Caracterização

a.   Tamanho das partículas

b.   Índice de polidispersibilidade

c.   Morfologia - SEM

d.   Propriedades reológicas

e.   Eficiência de aprisionamento do fármaco (%)

5.   Estudo de libertação do fármaco *in vitro*.

6.   Avaliação da cinética de libertação / Modelação cinética.

7.   Incorporação da formulação de microesponja selecionada no hidrogel.

8.   Avaliação do hidrogel quanto ao teor de fármaco (%), pH, viscosidade e libertação de fármaco *in vitro*.

4.1 Produtos químicos e equipamentos utilizados

A seguinte lista de materiais e equipamentos utilizados no desenvolvimento do hidrogel à base de montelucaste de sódio carregado com microesponjas...

Quadro 3: Lista de produtos químicos utilizados

S. Não	Produtos químicos	Fabricante
1.	Montelucaste de sódio	Amostra de oferta da Mylan, Hyderabad.
2.	Carbopol 934NF	Amostra de oferta dos Laboratórios Dr. Reddy's Ltd.
3.	Diclorometano	Qualigens Fine Chemicals Ltd.
4.	Etanol	Chang shu yang yaul chemical, china.
5.	Etilcelulose	Kemphasol.
6.	Miristato de isopropilo	Qualigens Fine Chemicals Ltd.
7.	Álcool polivinílico	Qualigens Fine Chemicals Ltd.
8.	Propilenoglicol	Qualigens Fine Chemicals Ltd.
9.	Trietanolamina	Fischer Scientific.

Quadro 4: Lista dos equipamentos utilizados

S. Não.	Equipamentos	Fabricante
1.	Balança eletrónica digital	SHIMADZU, Uni Bloc.
2.	Espectrofotómetro FT-IR	SHIMADZU, modelo 8400S, Tóquio, Japão.
3.	Espectrofotómetro UV/Visível (Elico, modelo SL-210)	Elico, Feixe duplo, Índia.
4.	Agitador mecânico	Remi .
5.	Misturador Cyclo	Remi CML 101.
6.	Agitador magnético	Remi 2MLH.
7.	Analisador de tamanho de partículas	Contador Beckman coulter, EUA.
8.	Membrana de diálise 50	Himedia.
9.	Medidor de pH	Medidor de pH Remi.
10.	Papel de filtro	Whatman (Cat No. 1001125).

4.2 Curva de calibração do Montelucaste de Sódio em tampão fosfato salino de pH 7,4

4.2.1 Preparação do tampão fosfato salino pH 7,4 (PBS)

Foram pesados com precisão 2,38 gramas de hidrogenofosfato dissódico, 0,19 gramas de di-hidrogenofosfato de potássio, oito gramas de cloreto de sódio e transferidos para um balão volumétrico de 1000 mL, tendo sido adicionada uma quantidade suficiente de água destilada para produzir 1000 mL e misturados bem.

4.2.2 Determinação do λmax do montelucaste de sódio

A solução-mãe padrão de montelucaste de sódio (1000 µg/mL) foi preparada tomando 25 mg de montelucaste de sódio em 25 mL de PBS pH 7,4 (tampão fosfato salino). Um mL da solução estoque foi transferido para um balão volumétrico padrão de 10 mL limpo e seco e o volume foi completado até a marca com o tampão, a partir deste um mL foi retirado e diluído para 10mL. A solução resultante (10µg/mL) foi digitalizada na região de comprimento de onda de 200 - 400 nm. A absorvância máxima foi observada no comprimento de onda de 285 nm e, portanto, todas as medições de absorvância para montelucaste de sódio e suas formulações foram realizadas neste comprimento de onda.

4.2.3 Preparação da solução-mãe padrão

Montelucaste de sódio, 25mg foi pesado com precisão e transferido para um balão volumétrico de 25mL e completado com o tampão, ou seja, tampão fosfato salino pH 7,4 para obter 1mg/mL (1000µg/mL).

A solução estoque padrão, 10mL, foi transferida para um balão volumétrico de 100mL e completada até a marca com o tampão para obter uma solução de 100 µg/mL, que é uma solução estoque secundária.

A partir da solução estoque secundária, soluções de 0,5, 1, 1,5, 2, 2,5, 3, 3,5, 4 mL foram levadas para balões volumétricos de 10 mL e completadas até o volume usando PBS pH 7,4 para obter soluções de 5,10,15,20,25,30,35,40 µg/mL, respetivamente. A absorvância das soluções diluídas acima foi medida a 285 nm utilizando um espectofotómetro UV (Elico, modelo SL-210) em comparação com os respectivos espaços em branco. Os resultados estão tabulados na Tabela 11.

Foi construída uma curva de calibração representando a absorvância em função da concentração de Montelucaste de Sódio. A equação linear foi calculada a partir do gráfico, que foi utilizado para a estimativa do Montelucaste de Sódio nos respectivos meios.

4.3 Estudos de compatibilidade fármaco-excipiente por FT-IR[34]

Existe sempre a possibilidade de interação fármaco-polímero na formulação devido ao seu contacto íntimo. A técnica utilizada no presente trabalho para estudar a interação fármaco-polímero é a espetroscopia de infravermelhos com transformada de Fourier (FT-IR).

O estudo FT-IR foi realizado para o fármaco (Montelukast Na), a combinação de Montelukast Na e etilcelulose, Montelukast Na e álcool polivinílico para avaliar a interação fármaco-polímero.

4.4 Preparação de microesponjas carregadas com montelucaste

As microesponjas codificadas de M1 a M7, utilizando diferentes proporções de etilcelulose e álcool polivinílico, foram preparadas pelo método de difusão de solvente em emulsão.[35] Neste método, foram utilizadas duas fases, nomeadamente, a fase contínua e a fase dispersa.

A fase contínua foi preparada dissolvendo uma quantidade definida de álcool polivinílico (**Tabela 5**) em 150 mL de água destilada, com agitação constante e aquecimento com o auxílio de um agitador magnético até à dissolução completa do PVA, e deixada arrefecer à temperatura ambiente.

A fase dispersa foi preparada a partir de montelucaste de sódio e etilcelulose (**Tabela 5**) dissolvidos em 20 ml de diclorometano. Em seguida, a fase contínua foi mantida sob agitação utilizando um agitador mecânico a 1000 rpm e a fase dispersa orgânica foi adicionada lentamente, deixando-se passar 2 horas para formar microesponjas. As microesponjas formadas foram recolhidas por filtragem e colocadas em petridishes e secas numa estufa a 40°C durante 24 horas e armazenadas num dessecador.

Quadro 5: Rácios de composição da formulação de microesponjas de Montelucaste de sódio (MS)

Formulação Código	MS:EC:PVA	EM (mg)	CE (mg)	PVA (mg)	Tamanho do lote (gramas)
M1	1:1:1	666.6	666.6	666.6	aprox. 2
M2	1:2:1	500	1000	500	2
M3	1:1:2	500	500	1000	2
M4	1:2:2	400	800	800	2
M5	1:3:2	333.3	999.9	666.6	aprox. 2
M6	1:2:3	333.3	666.6	999.9	aprox. 2
M7	1:3:3	285.7	857.1	857.1	aprox. 2

EC, Etilcelulose; PVA, Polivinilacool;

4.5 Formulação de hidrogéis carregados com microesponjas

O Carbopol 934 P, um grama, foi pesado e embebido em 100 mL de água durante 2 h e depois disperso por agitação a aproximadamente 600 rpm com a ajuda de um agitador magnético para obter uma dispersão suave. A agitação foi interrompida e a dispersão foi deixada em repouso durante 15 minutos para que qualquer ar arrastado pudesse sair. Adicionou-se trietanolamina, duas ou três gotas, à solução aquosa com agitação lenta para obter consistência.[36] Depois de o gel ganhar consistência, adicionou-se a formulação optimizada de microesponja e os intensificadores de permeação à base de gel preparada e agitou-se bem para obter uma mistura homogénea. A conceção da formulação está resumida na **Tabela 6**.

Tabela 6: Composição da formulação apresentada pelos hidrogéis à base de microesponjas de Montelucaste de sódio

| Componentes | Código de formulação | | | |
	H1	H2	H3	H4
Propilenoglicol	-	10%	-	10%
Miristato de isopropilo	-	-	10%	10%
Microesponjas seleccionadas	Equivalente a 10mg	Equivalente a 10mg	Equivalente a 10mg	Equivalente a 10mg
Base de gel	2 gramas	2gramas	2gramas	2gramas

4.7 Avaliação das microesponjas

1.1.1 *Análise do tamanho das partículas*

O tamanho das microesponjas foi medido utilizando o medidor Zeta de Malvern (Nano ZS, Malvern Instruments, Westborough, MA, EUA). As dispersões foram diluídas com água filtrada Millipore até uma intensidade de dispersão adequada a 25°C e a amostra foi colocada numa cuvete de calibragem descartável a uma taxa de contagem de 372,0 (kcps) durante 20 s.

1.1.2 *Microscópio eletrónico de varrimento (SEM)* [37]

Textura das microesponjas Os compósitos foram examinados utilizando um microscópio eletrónico de varrimento (SEM).

1.1.3 *Ensaios de fluidez*

A fluidez das microesponjas preparadas foi testada através da medição do seu ângulo de repouso e do cálculo do índice de compressibilidade de Carr e do rácio de Hausner.

1.1.3.1 Ângulo de repouso[34]

O ângulo de repouso é medido pelo método do funil fixo. O material é vertido através de um funil para formar um cone. A ponta do funil deve ser mantida perto do cone em crescimento e lentamente levantada à medida que a pilha cresce, para minimizar o impacto das partículas que caem. Parar de deitar o material quando a pilha atingir uma altura pré-determinada ou a base uma largura pré-determinada. A tangente inversa deste rácio é o ângulo de repouso. $\theta = \tan^{-1}(h/r)$

Sendo h = altura do monte, r = raio da base do pico

Quadro 7: Classificação das propriedades de escoamento em função do ângulo de repouso

Propriedade de fluxo	Ângulo de repouso (graus)
Excelente	25-30
Bom	31-35
Justo	36-40
Passável	41-45
Pobres	46-55

1.1.3.2 Índice de compressibilidade de Carr[34]

Os índices de compressibilidade são uma medida da tendência para a formação de arcos e da facilidade com que os arcos irão falhar. O seu cálculo é efectuado através da fórmula,

$$CI = Pt - P_{bulk} / Pt \times 100$$

em que, CI = Índice de compressibilidade; ρ_{bulk} = Densidade a granel e ρ_t = Densidade à superfície.

Quadro 8: Classificação da propriedade de fluxo de acordo com o índice de Carr

Índice de compressibilidade (%)	Caracteres de fluxo
< 10	Excelente
11-15	Bom
16-20	Justo
21-25	Passável
26-31	Pobres
32-37	Muito pobre
>38	Muito, muito pobre

1.1.3.3 Rácio de Hausner[34]

Hausner descobriu que o rácio ρ_t / ρ_{bulk} estava relacionado com o atrito entre partículas e, como tal, podia ser utilizado para prever as propriedades de fluxo do pó. Mostrou que os pós com baixa fricção interpartículas, como as esferas grossas, tinham rácios de aproximadamente 1,2; enquanto os pós mais coesos e de fluxo menos livre, como os flocos, têm valores superiores a 1,6. A tabela abaixo mostra os caracteres de fluxo e o rácio de Hausner correspondente. Este rácio é calculado através da fórmula'

Rácio de Hausner = ρ_t / ρ_{bulk}

em que, ρ_{bulk} = Densidade a granel e ρ_t = Densidade à superfície

Tabela 9: Classificação da propriedade de fluxo de acordo com o rácio de Hausner

Caracteres de fluxo	Rácio de Hausner
Excelente	1.0- 1.11
Bom	1.12 - 1.18
Justo	1.19 - 1.25
Passável	1.26 - 1.34
Pobres	1.35 - 1.45
Muito pobre	1.46 - 1.59
Muito, muito pobre	>1.60

1.1.4 *Eficiência de aprisionamento*[7]

Para determinar o teor de Montelucaste de sódio presente nas microesponjas, tomou-se uma quantidade conhecida de microesponjas e transferiu-se para um balão volumétrico de 10 ml, adicionou-se 2 ml de etanol e completou-se com o respetivo tampão, agitou-se durante 15 minutos utilizando um misturador de ciclo. A solução foi filtrada, devidamente diluída e a absorvância da solução resultante foi medida a 285 nm e o teor de fármaco nas microesponjas foi estimado a partir da equação de regressão. A medição do teor de fármaco foi efectuada em triplicado.

1.1.5 Libertação do fármaco in vitro[28]

A libertação *in vitro* de montelucaste de sódio das microesponjas foi efectuada pela técnica de difusão por membrana utilizando uma membrana de diálise.[38] Uma quantidade medida com exatidão de microesponjas, equivalente a 10 mg de fármaco, foi suspensa em 1 mL de tampão fosfato salino 7,4pH e transferida para um cilindro de vidro com 7 cm de comprimento e 2,5 cm de diâmetro. Esse cilindro foi previamente equipado com a membrana de diálise embebida em tampão e foi suspenso no béquer de 250 mL, contendo 200 mL de tampão fosfato salino 7,4pH. O conteúdo do béquer foi agitado por uma barra magnética acionada externamente (agitador magnético) a 50 rpm, que foi mantida a 32 ±0,5°C. Uma alíquota de 3 ml de amostra foi recolhida durante um período de 24 horas e foi analisada espectrofotometricamente para o fármaco a λmax=285 nm. Em cada intervalo de tempo em que a amostra foi retirada, foi adicionada a mesma quantidade de tampão fresco para manter constante o volume do recetor. As experiências foram efectuadas em triplicado. Foi efectuado um tratamento cinético dos dados para determinar o mecanismo de libertação do fármaco.

4.8 Avaliação de hidrogéis

4.8.1 Conteúdo do medicamento

Um grama de hidrogel foi pesado com exatidão e transferido para um copo contendo 100 ml de tampão fosfato de pH 7,4 e deixado a agitar vigorosamente durante cerca de duas horas utilizando um agitador mecânico. Foram retirados 5 ml da amostra e filtrados, devidamente diluídos e a absorvância da solução resultante foi medida a 285 nm e o teor de fármaco nas microesponjas foi estimado a partir da equação de regressão.

4.8.2 pH do gel

A medição foi efectuada com um medidor de pH. O gel foi retirado e mantido na ponta do medidor de pH e as leituras foram anotadas.

4.8.3 Libertação in vitro de fármacos a partir de hidrogéis incorporados em microesponjas

O hidrogel equivalente a 10 mg do fármaco foi pesado e o teste foi efectuado da mesma forma que para os estudos de libertação *in vitro* da microesponja, mencionados em *5.7.5*.

4.9 Cinética de libertação

A análise do mecanismo de libertação de fármacos a partir de uma forma de dosagem farmacêutica é um processo importante mas complicado e é praticamente evidente no caso dos sistemas matriciais. Como abordagem dependente do modelo, os dados de dissolução foram ajustados a modelos de libertação populares, como os de ordem zero, primeira ordem, equação de Higuchi, erosão e equações de Peppas. A ordem de libertação do fármaco dos sistemas matriciais foi determinada utilizando a cinética de ordem zero ou a cinética de primeira ordem. O mecanismo de libertação do fármaco dos sistemas matriciais foi estudado utilizando a equação de Higuchi, a equação de erosão e a equação de Peppas.

4.9.1 Cinética de libertação de ordem zero[39]

Define uma relação linear entre as fracções de fármaco libertado e o tempo.

$Q = k_0 t$

Em que Q é a fração de fármaco libertada no tempo t e k_0 é a constante de velocidade de libertação de ordem zero. O gráfico da fração de fármaco libertado em função do tempo será linear se a libertação obedecer a uma cinética de libertação de ordem zero.

4.9.2 Cinética de libertação de primeira ordem[40]

Wagner, partindo do princípio de que a área de superfície exposta de um sistema matricial diminui exponencialmente com o tempo durante o processo de dissolução, sugeriu que a libertação do fármaco a partir de sistemas matriciais poderia ser descrita adequadamente por uma cinética aparente de primeira ordem. A equação que descreve a cinética de primeira ordem é

$\ln(1-Q) = -k\,t_1$

Em que Q é a fração de fármaco libertada no tempo t e k1 é a constante de velocidade de libertação de primeira ordem. Assim, um gráfico do logaritmo da fração de fármaco remanescente em função do tempo será linear se a libertação obedecer a uma cinética de libertação de primeira ordem.

4.9.3 Modelo de Korsmeyer-Peppas[40]

Korsmeyer *et al.* (1983) derivaram uma relação simples que descrevia a libertação do fármaco a partir de uma equação de um sistema polimérico. Para descobrir o mecanismo de libertação do fármaco, os primeiros dados de libertação de 60% do fármaco foram ajustados ao modelo de Korsmeyer-Peppas.

$M_t/M_\infty = K t^n$

em que M_t/M_∞ é a fração de fármaco libertada no tempo t, k é a constante da taxa de libertação e n é o expoente de libertação. O valor de n é utilizado para caraterizar a libertação diferente para matrizes de forma cilíndrica.

Quadro 10: Expoente de libertação do modelo de Korsemeyer Peppas e respectivos mecanismos de transporte

Expoente de libertação (n)	Transporte de drogas Mecanismo	Taxa em função do tempo
0.5	Difusão de Fickain	$t-0.5$
$0.5 < n < 0.89$	Difusão não fictícia	t^{n-1}
0.89	Caso-II transporte	Liberação de ordem zero
Superior a 0,89	Transporte Super Case-II	t^{n-1}

4.9.4 Equação de Higuchi[41]

Define uma dependência linear da fração ativa libertada por unidade de superfície (Q) em relação à raiz quadrada do tempo.

$Q = k_2 t^{1/2}$

Onde, k_2 é a constante da taxa de libertação.

Um gráfico da fração de fármaco libertado em função da raiz quadrada do tempo será linear se a libertação obedecer à equação de Higuchi. Esta equação descreve a libertação do fármaco como um processo de difusão baseado na lei de Fick, dependente da raiz quadrada do tempo.

Resultados e discussão
5.1 Resultados
Tabela 11: Valores de concentração vs. absorvância de montelucaste Na

S. Não	Concentração (µg/ml)	Absorvâncias
1	5	0.0886 ± 0.0511
2	10	0.1711 ± 0.0988
3	15	0.2619 ± 0.1512
4	20	0.3614 ± 0.2086
5	25	0.4553 ± 0.2628
6	30	0.5667 ± 0.3272
7	35	0.6514 ± 0.3760
8	40	0.7429 ± 0.4289

Cada valor representa a média ± s.d. (n=3)

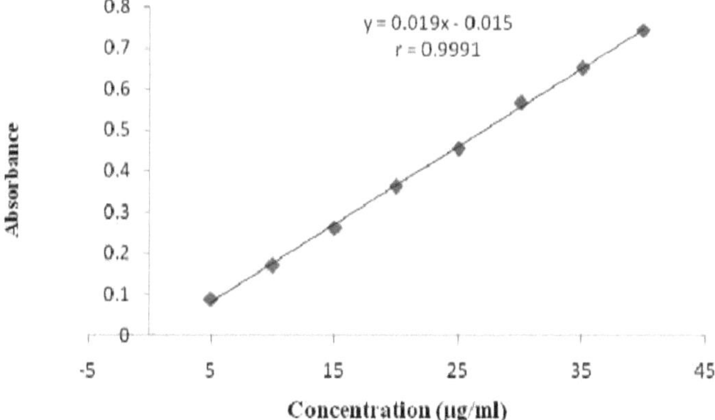

Figura 13: Curva de calibração do Montelucaste de Sódio em tampão PBS 7,4pH

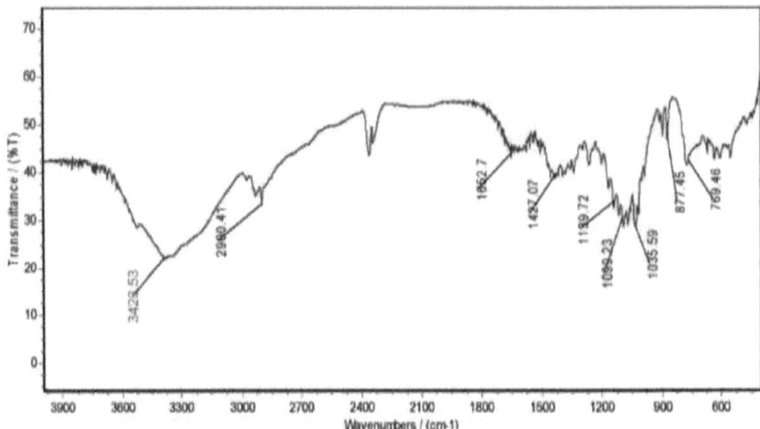

Figura 14: FT-IR do Montelucaste de sódio

Quadro 12: Interpretação dos espectros de IV do montelucaste de sódio

Número de onda (cm)$^{-1}$	Interpretação
3423.53	estiramento O-H
2900.41	estiramento C-H
1652.70	estiramento C=O
1139.72	estiramento C-N
1099.23	estiramento C-O

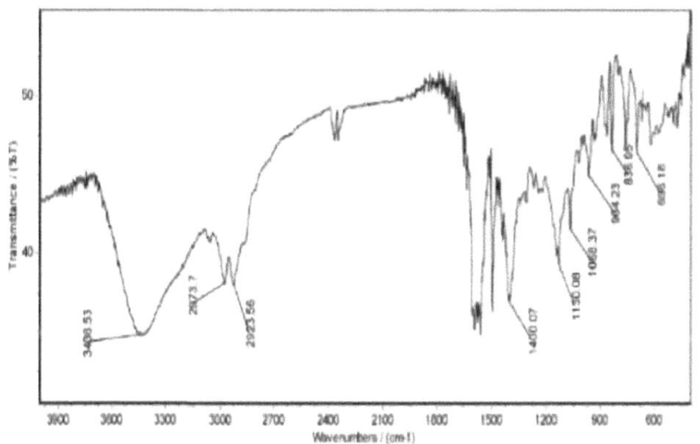

Figura 15: Espectros FT-IR da combinação de Montelucaste de sódio e etilcelulose

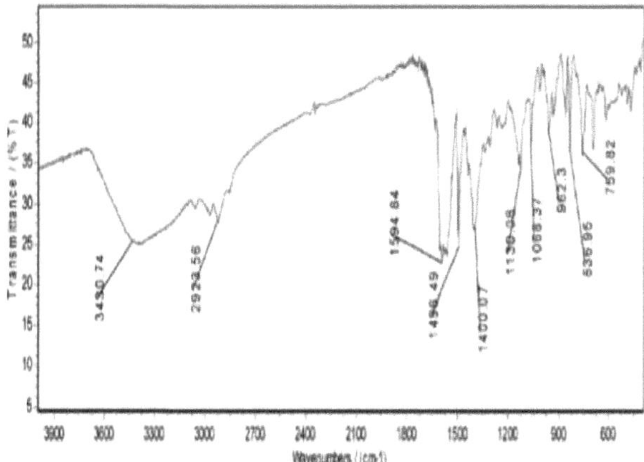

Figura 16: Espectros FT-IR da combinação de Montelucaste de sódio e álcool polivinílico

Tabela 13: Interpretação dos espectros FT-IR do fármaco (MS) com polímeros

Grupo	Fármaco (cm $^{-1}$)	Fármaco + CE (cm $^{-1}$)	Fármaco + PVA (cm $^{-1}$)
estiramento O-H	3423.53	3436.53	3430.73
estiramento C-H	2900.41	2923.56	2923.56
estiramento C=O	1652.70	1646.32	1618.80
estiramento C-N	1139.72	1130.08	1130.08
estiramento C-O	1099.23	1068.37	1068.37

EC, Etilcelulose; PVA, Polivinilacool;

Tabela 14: Valores do tamanho das partículas e do índice de polidispersão (PDI) das microesponjas preparadas

Formulação	Rácio de componentes (MS:EC:PVA)	PDI	Tamanho (µm)
M1	1:1:1	0.508	18.4 ± 1.20
M2	1:2:1	0.527	39.4 ± 2.60
M3	1:1:2	0.482	30.1 ± 2.70
M4	1:2:2	0.449	47.8 ± 1.18
M5	1:3:2	0.404	55.9 ± 2.15
M6	1:2:3	0.326	50.7 ± 1.76
M7	1:3:3	0.478	83.4 ± 3.80

Os valores de tamanho representam a média ± s.d. (n=3)

a) **Vista de superfície**

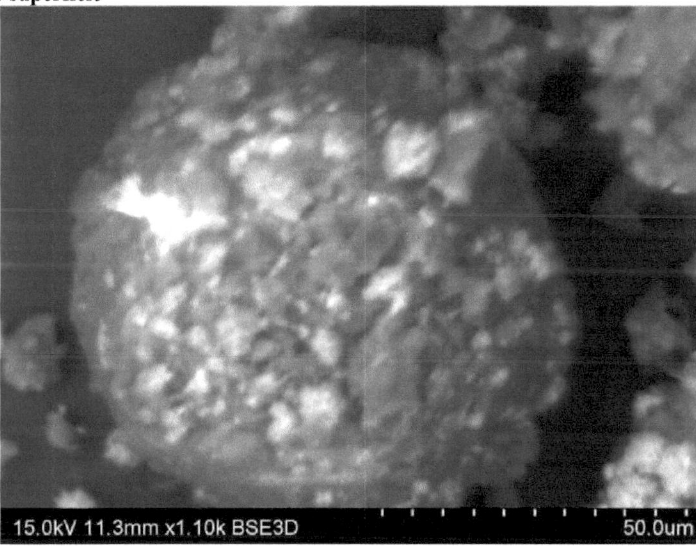

b) **Vista completa**

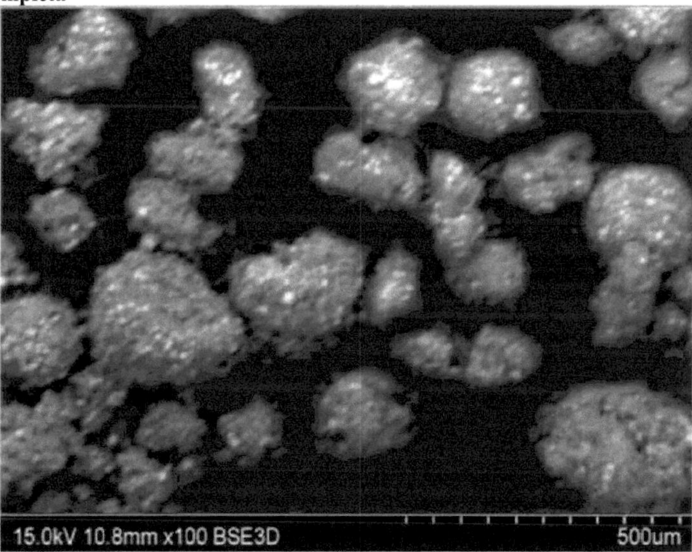

Figura 17: Micrografias electrónicas de varrimento de microesponjas de montelucaste de sódio

Tabela 15: Propriedades reológicas fundamentais das microesponjas de montelucaste de sódio

Código de formulação	Ângulo de repouso ( )$^{\circ}$	Propriedade de fluxo
M1	46.58	muito pobre
M2	38.65	aceitável
M3	40.83	pobre
M4	33.74	justo
M5	27.92	excelente
M6	29.68	excelente
M7	22.36	excelente

Tabela 16: Propriedades reológicas derivadas das microesponjas de montelucaste de sódio

Código de formulação	Densidade aparente (%)	Densidade de vazamento (%)	Rácio de Hausner	Propriedade de fluxo	Índice de Carr	Propriedade de fluxo
M1	0.42 ± 0.04	0.62 ±0.02	1.476	muito pobre	32.25	muito pobre
M2	0.67 ± 0.03	0.86 ± 0.03	1.283	aceitável	22.09	aceitável
M3	0.6 ± 0.02	0.78 ± 0.03	1.317	aceitável	27.85	pobre
M4	0.56 ± 0.03	0.68 ± 0.01	1.214	justo	17.64	justo
M5	0.46 ± 0.02	0.5 ± 0.04	1.086	excelente	8	excelente
M6	0.47 ± 0.01	0.52 ± 0.01	1.106	excelente	9.61	excelente
M7	0.77 ± 0.02	0.8 ± 0.01	1.038	excelente	3.75	excelente

O valor da densidade a granel e cónica representa a média ± s.d. (n=3)

Tabela 17: Eficiências de aprisionamento das microesponjas de montelucaste de sódio

Código de formulação	Eficiência de aprisionamento (%)
Ml	68.5 ± 0.59
M2	76.8 ± 0.40
M3	72.9 ± 0.50
M4	84.7 ± 0.75
M5	90.3 ± 0.36
M6	90.1 ± 0.12
M7	94.28 ± 0.26

Cada valor representa a média ± s.d. (n=3)

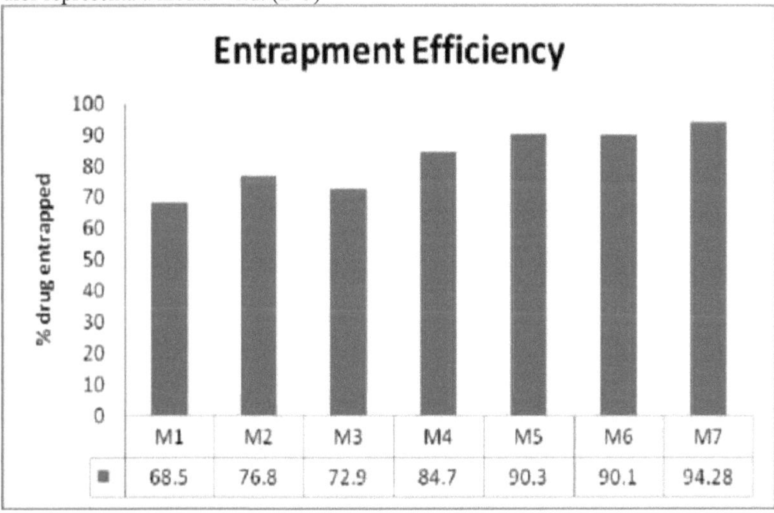

Figura 18: Eficácia de absorção das formulações M1 a M7

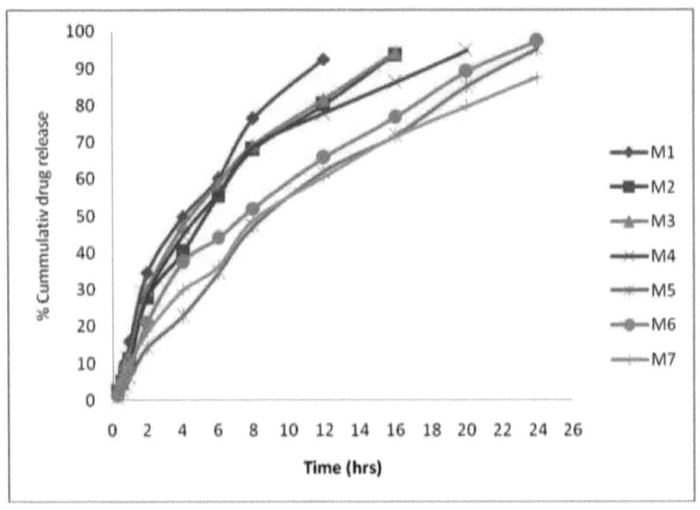

Figura 19: Perfil de difusão das formulações de microesponjas de montelucaste

a)

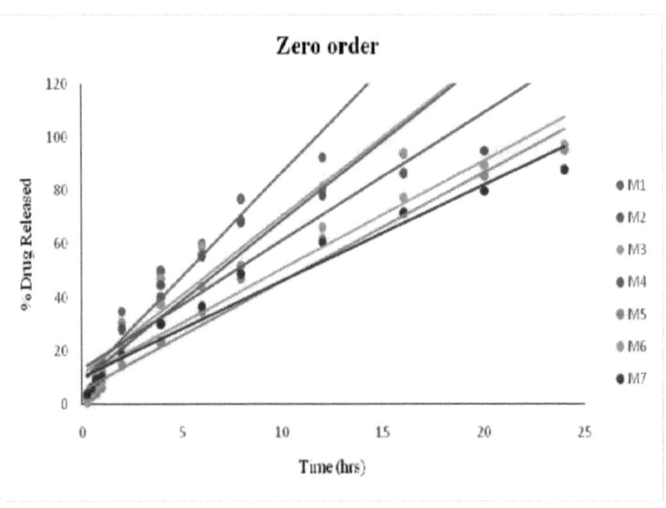

b)

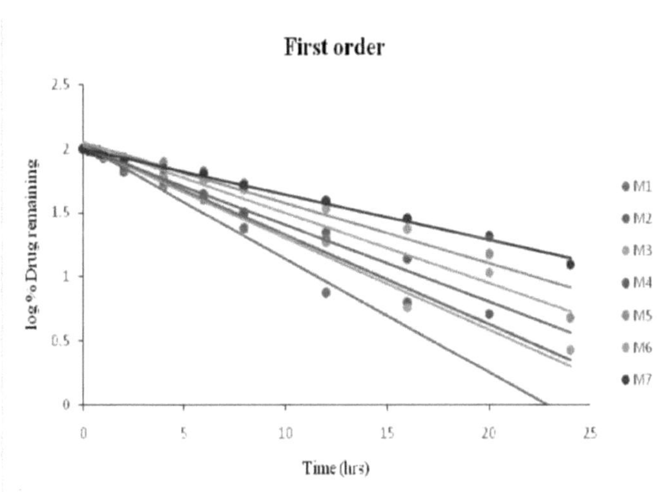
First order
2.5
2
1.5
1
0.5
0
log % Drug remaining
0
5
10
15
20
25
Time (hrs)
M1
M2
M3
M4
M5
M6
M7

c)

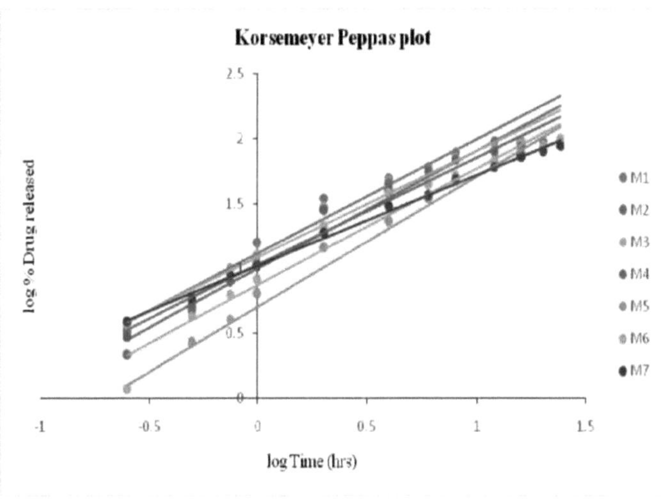
Korsemeyer Peppas plot
2.5
2
1.5
0.5
0
log % Drug released
-1
-0.5
0
0.5
1
1.5
log Time (hrs)
M1
M2
M3
M4
M5
M6
M7

d)

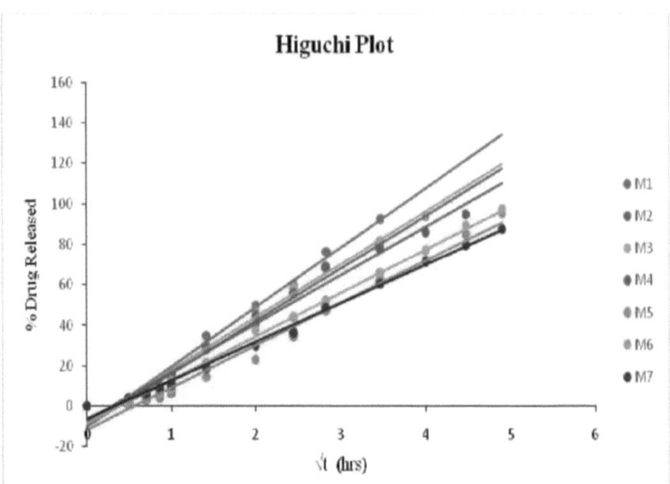

Figura 20: Gráficos de correlação linear dos modelos cinéticos das microesponjas de montelucaste Na

a) ordem zero b) primeira ordem c) Peppas d) Higu

Tabela 21: Parâmetros físico-químicos dos hidrogéis incorporados com microesponja de montleucaste

Código de formulação	PH	% Teor de droga
H1	6.54	91.86± 0.49
H2	5.47	93.91 ± 0.36
H3	4.82	90.62 ± 0.92
H4	5.51	94.36 ± 0.76

Cada valor representa a média ± s.d. (n=3)

Tabela 22: percentagem cumulativa dos valores de permeação do fármaco das microesponjas de montelucaste de sódio incorporadas nos hidrogéis

Tempo (horas)	Percentagem cumulativa de fármaco permeado (%)			
	H1	H2	H3	H4
0.25	0.52	1.86	1.94	2.16
0.5	1.53	3.78	2.92	3.81
0.75	3.96	5.69	8.07	8.97
1	5.38	7.11	12.49	12.55
2	18.23	20.6	28.72	29.68
4	29.65	34.83	37.69	38.46
6	38.75	40.61	50.38	52.79
8	44.73	49.83	61.42	64.98
12	50.5	60.77	70.08	73.81
16	61.8	71.47	81.96	84.76
20	70.2	84.9	89.42	90.22
24	86.65	93.71	94.74	96.82

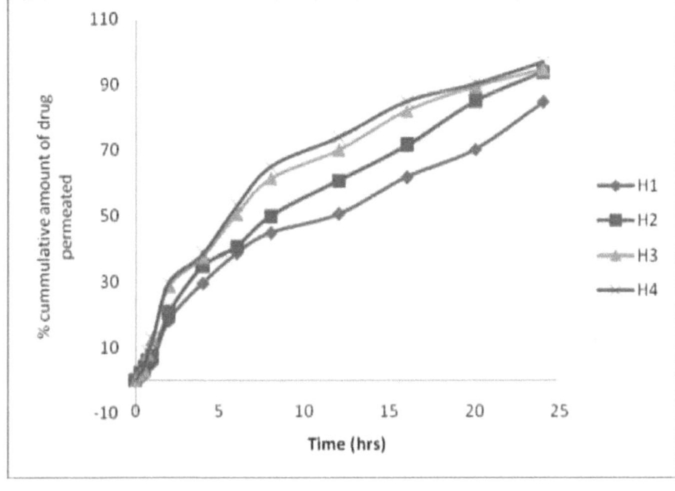

Tabela 23: Valores máximos de fluxo apresentados pelo hidrogel incorporado na microesponja.

Formulação	Fluxo ($\mu g/cm^2/hr$)
H1	577.02
H2	700.36
H3	968.60
H4	1226.25

a)

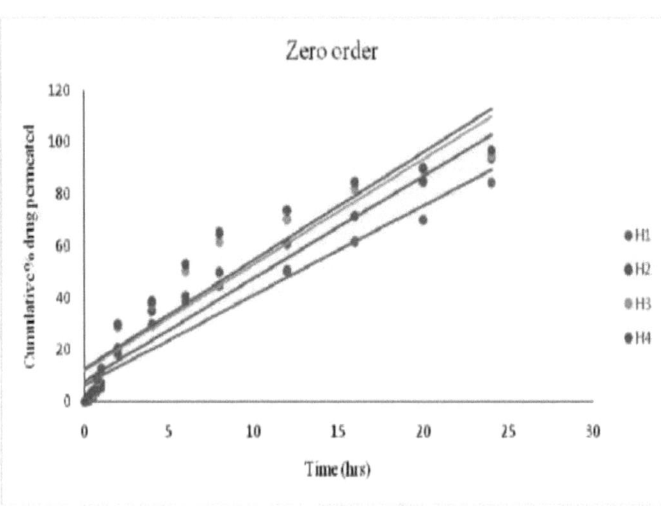

b)

First order
2.5
2
1.5
1
0.5
0
log % Drug unpermeated
0   5   10   15   20   25   30
Time (hrs)
H1
H2
H3
H4

c)

Korsemeyer Peppas Plot
2.5
2
1.5
1
0.5
0
-0.5
log cumulative% Drug permeated
-1   -0.5   0.5   1   1.5
log (hrs)
H1
H2
H3
H4

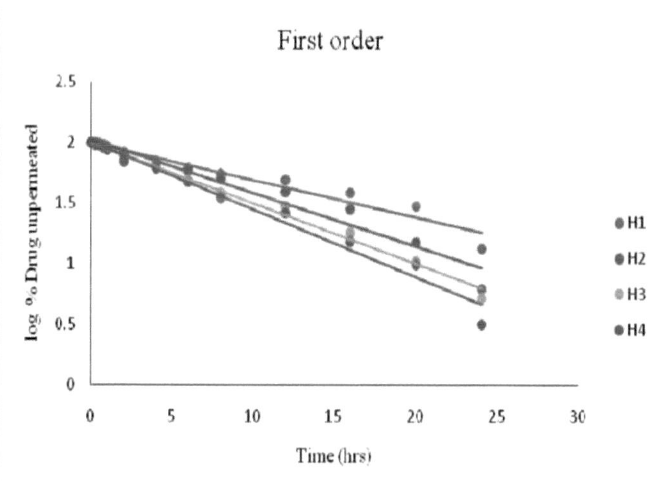

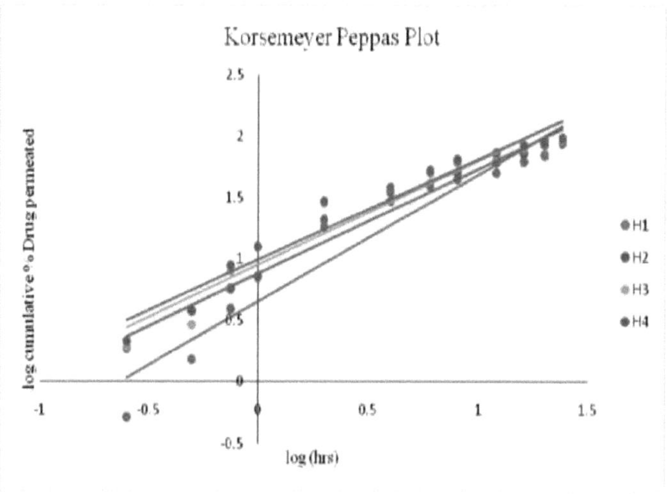

d)

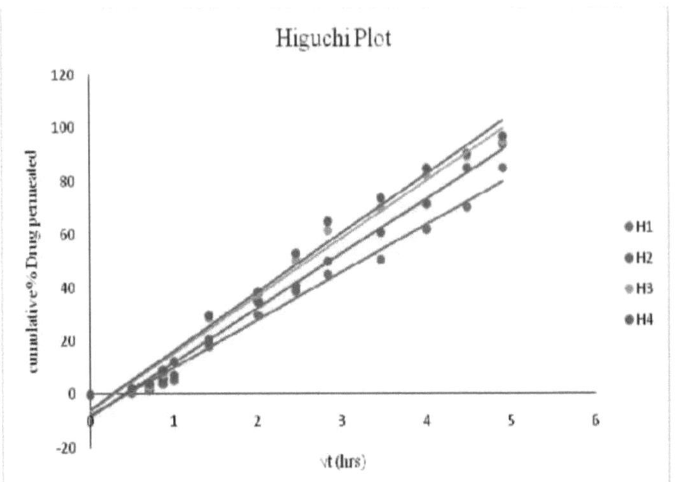

Figura 22: Gráficos de correlação linear dos modelos cinéticos dos hidrogéis à base de microesponjas de montelucaste Na

a) Ordem zero b) Primeira ordem c) Peppas d) Higuchi

5.2.4.1 Tamanho das partículas

O tamanho e a sua distribuição foram determinados através da utilização do medidor Zeta. As microesponjas preparadas pelo método de difusão de solvente em emulsão tinham um tamanho de 18,4-83,4 µm. Estes valores são mencionados na Tabela 14.

A partir da Tabela 14, verifica-se que os valores de PDI estão no intervalo de 0,326-0,527. Podemos inferir que um valor baixo de PDI indica homogeneidade no tamanho das partículas e, de todas as formulações de microesponjas, a M6 apresenta um valor baixo de PDI. Observa-se que há um aumento do tamanho médio das partículas com o aumento da concentração do polímero.

A micrografia de microesponjas (**Figura 17**) mostra que as microesponjas são quase esféricas e a sua superfície é semelhante à de uma laranja descascada. A natureza da superfície, o tamanho das partículas e a distribuição do tamanho das partículas influenciam as propriedades do fluxo.

5.2.4.2 Propriedades reológicas das microesponjas

As propriedades reológicas das microesponjas foram avaliadas em termos de ângulo de repouso, índice de Carr e rácio de Hausners. Os resultados são apresentados nas **Tabelas 15 e 16**.

As propriedades de fluxo dependem geralmente de: As propriedades físicas das partículas (forma, tamanho e compressibilidade), as propriedades a granel (distribuição de tamanho) e o ambiente de processamento (armazenamento, humidade).

As formulações mostram que, com a diminuição do tamanho das partículas, a fluidez também diminui. Entre todas as formulações, M5, M6 e M7 são de fluxo livre.

5.2.4.3 Eficiência de aprisionamento

A estrutura interna das microesponjas é constituída por espaços vazios encerrados por um invólucro rígido formado por fármaco e polímero, o que contribui para o aprisionamento do fármaco. que são mencionados no Quadro 17 e representados pictoricamente como diagrama de barras na **Figura 18**. A partir da Tabela 17, podemos inferir que há um aumento da eficiência de aprisionamento com o aumento da concentração de polímero. As eficiências de aprisionamento são elevadas, na gama de 84,7 ± 0,75% a 94,28 ± 0,26% para as microesponjas M4, M5, M6 e M7, pelo que é evidente que as microesponjas de etilcelulose são potencialmente úteis para o encapsulamento do fármaco relativamente hidrofóbico Montelucaste de sódio. Também podemos observar que, com o aumento da concentração do polímero, a eficiência do aprisionamento também aumentou.

5.2.4.4 Libertação de fármacos e cinética in vitro

Os perfis de libertação *in vitro* das microesponjas de Montelucaste formuladas estão representados na **Figura 19** e os resultados estão tabulados na Tabela 18. A M6 feita com PVA: EC (3:2) apresentou a libertação de fármaco mais elevada.

Teoricamente, a libertação do fármaco deve ser mais lenta à medida que a quantidade de polímero aumenta, devido a um aumento do comprimento do caminho através do qual o fármaco tem de se difundir. Este conceito foi claramente evidenciado ao observar os perfis de libertação in vitro das microesponjas. A ordem decrescente dos padrões de libertação M1 a M7 corresponde à maior quantidade do polímero total utilizado na preparação.

As formulações M1 a M4 apresentam uma libertação de quase 100% antes das 24 horas. Enquanto que as formulações M5, M6 e M7 mantêm a libertação do fármaco até 24 horas. Embora as formulações M5 e M6 consistam na mesma quantidade de polímero, existe uma variação no padrão de libertação do fármaco. A formulação M6 mostrou uma libertação sustentada até 24 horas, com uma maior quantidade cumulativa total do fármaco libertado.

A fim de prever e correlacionar o comportamento de libertação do fármaco, é necessário ajustar os dados a um modelo adequado. Este modelo é apresentado na **Figura 19** e os valores das constantes de velocidade e dos coeficientes de correlação (r) são mencionados na **Tabela 19**.

A partir dos dados cinéticos, podemos inferir (**Tabela 20**) que todas as formulações seguem a cinética de primeira ordem, o que indica que a libertação do fármaco depende da concentração do fármaco na formulação. O gráfico de Higuchi indica que o processo de libertação do fármaco é por difusão. O valor n do gráfico de Peppas indica que todas as formulações (M1-M7) seguem o tipo de difusão não fickiana, exceto a formulação M2 que segue a difusão baseada no caso II.

Finalmente, com base nas propriedades físico-químicas e na libertação do fármaco in vitro, a M6 foi selecionada como a formulação a incorporar no hidrogel tópico.

5.2.5 Avaliação de hidrogéis à base de microesponjas

5.2.5.1 Formulação de hidrogel e caraterização físico-química

O pH de todos os hidrogéis situava-se no intervalo de pH 5,47 e 6,54, que se situa no intervalo de pH normal da pele, ou seja, pH 4,0-6,8.[40] Assim, os valores indicam que as preparações são isentas de irritação.

5.2.5.2 Teor de fármaco dos hidrogéis

O conteúdo de fármaco dos hidrogéis varia entre 90,62 ± 0,92 - 94,36 ± 0,76%. Os valores das formulações são mencionados na **Tabela 21**. A maioria das formulações tem quase os mesmos valores de percentagem de fármaco, H4 mostra um teor máximo de fármaco de 94,36 ± 0,76%.

5.2.5.3 Permeação *in vitro* de fármacos a partir de hidrogéis à base de microesponjas

Foram efectuados estudos de permeação *in-vitro* e os valores são mencionados na Tabela 22. A ordem de permeação é: H4 > H3 > H2 > H1 (**Figura 21**). A formulação H1 sem intensificadores de permeação que serviu como formulação de referência apresentou uma taxa de fluxo de 577,02 $\mu g/cm^2$ /h, que é menor do que as formulações contendo intensificadores de permeação. Entre todas as formulações, H4 contendo uma combinação de propilenoglicol e miristato de isopropila, exibe o maior valor de permeação de drogas e um fluxo de 1226,25 $\mu g/cm^2$ /h. Os intensificadores de permeação podem ser incorporados para melhorar a permeação do fármaco. O efeito do potenciador de permeação é aumentar o coeficiente de difusão do fármaco no veículo. Assim, a maior permeação *in vitro* de montelucaste de sódio da formulação H4 pode ser atribuída a um aumento na solubilidade do fármaco devido aos intensificadores de permeação que facilitam a libertação do fármaco da rede 3-D do hidrogel.

Para prever e correlacionar o comportamento de libertação do fármaco, é necessário ajustar os dados a um modelo adequado. Este modelo é apresentado na **Figura 22** e os valores das constantes de velocidade e do coeficiente de correlação (r) são mencionados na **Tabela 24.**

A partir dos dados cinéticos, podemos inferir (**Tabela 25**) que todas as formulações de hidrogel seguem a cinética de primeira ordem, o que indica que a libertação do fármaco depende da concentração do fármaco na formulação. O gráfico de Higuchi indica que o processo de libertação do fármaco é por difusão.

Tabela 18: Perfis de libertação do fármaco *in vitro* de microesponjas carregadas com montelucaste

Tempo (horas)	*In vitro* % Libertação do fármaco						
	M1	M2	M3	M4	M5	M6	M7
0.25	3.27	2.19	3.74	2.98	0.72	1.18	3.92
0.50	5.94	4.68	5.28	4.97	2.69	4.25	5.79
0.75	10.14	7.85	9.96	7.83	4.08	6.30	8.81
1	15.85	10.98	12.58	10.36	7.34	8.34	10.47
2	34.68	27.97	30.07	28.58	14.31	21.27	18.63
4	49.71	40.18	47.13	44.69	22.89	37.44	29.81
6	60.13	55.36	58.72	56.14	34.51	43.98	36.27
8	76.47	68.08	69.19	68.72	47.21	51.99	48.82
12	92.57	80.27	81.53	77.86	62.01	65.83	60.51
16	99.38	93.79	94.22	89.19	71.79	76.8	71.47
20	99.17	101.34	98.16	99.89	85.15	89.20	79.72
24	99.03	101.17	98.05	99.56	96.21	98.41	87.52

Tabela 19: Resultados do ajuste do modelo de permeação do fármaco das microesponjas de montelucaste de sódio

Código de formulação	Ordem zero		Primeira ordem		Peppas		Higuchi
	K_0	r	K_1	r	n	r	r
M1	7.797	0.945	0.203	0.977	0.879	0.986	0.980
M2	5.998	0.938	0.164	0.981	0.907	0.975	0.983
M3	5.925	0.920	0.160	0.978	0.819	0.975	0.984
M4	4.800	0.890	0.137	0.986	0.826	0.968	0.978
M5	4.056	0.945	0.108	0.949	0.852	0.976	0.980
M6	4.082	0.927	0.126	0.933	0.815	0.989	0.991
M7	3.6009	0.9592	0.081	0.995	0.696	0.996	0.993

Quadro 20: Inferência dos dados cinéticos da libertação do fármaco do montelucaste microesponjas

Código de formulação	Valor r de ordem zero	Valor r de primeira ordem	Valor r de Higuchi	Peppas 'n' value	Natureza da libertação
Ml	0.945	0.977	0.980	0.879	é de primeira ordem e tipo de difusão não fictícia
M2	0.938	0.981	0.983	0.907	segue a primeira ordem e o tipo de difusão do caso II
M2	0.920	0.978	0.984	0.819	é de primeira ordem e tipo de difusão não fictícia
M4	0.890	0.986	0.978	0.826	é de primeira ordem e tipo de difusão não fictícia
M5	0.945	0.949	0.980	0.852	é de primeira ordem e tipo de difusão não fictícia
M6	0.927	0.933	0.991	0.815	é de primeira ordem e tipo de difusão não fictícia
M7	0.9592	0.995	0.993	0.696	é de primeira ordem e tipo de difusão não fictícia

Tabela 24: Valores do coeficiente de correlação (r) e valores da cinética de libertação das microesponjas incorporadas com montelucaste de sódio

Código de formulação	Ordem zero		Primeira ordem		Peppas		Higuchi
	K_o	r	K_1	r	n	r	r
H1	3.9485	0.9423	0.070932	0.9521	1.0316	0.9342	0.9838
H2	3.9489	0.9513	0.100871	0.9611	0.8557	0.9770	0.9901
H3	4.1654	0.9038	0.11515	0.991	0.8466	0.9541	0.9855
H4	4.1654	0.8942	0.128968	0.9802	0.8187	0.9498	0.9827

Tabela 25: Inferência dos dados cinéticos da permeação do fármaco em hidrogéis incorporados de montelukast Na

Formulação Código	Valor r de ordem zero	Valor r de primeira ordem	Valor r de Higuchi	Peppas 'n' value	Natureza da libertação
Mi	0.9423	0.9521	0.9838	1.0316	segue a primeira ordem
M2	0.9513	0.9611	0.9901	0.8557	segue uma difusão de primeira ordem e não do tipo fickain
M2	0.9038	0.991	0.9855	0.8466	segue uma difusão de primeira ordem e não do tipo fickain
M4	0.8942	0.9802	0.9827	0.8187	segue uma difusão de primeira ordem e não do tipo fickain

RESUMO

O principal objetivo do estudo foi desenvolver um sistema de administração de fármacos em hidrogel à base de microesponjas para manter o perfil de libertação e reduzir a frequência de dosagem de montelucaste de sódio.

As microesponjas carregadas com montelucaste de sódio foram preparadas pela técnica de difusão por solvente em quase emulsão, utilizando etilcelulose e PVA como polímeros e DCM como sistema solvente. Foram preparadas sete formulações, variando as proporções de fármaco e polímero. Estas foram avaliadas relativamente a vários parâmetros físico-químicos.

O intervalo do PDI foi de 0,326-0,527 e o intervalo do tamanho das partículas foi de 18,4-83,4 µm. Entre todas as formulações, M5, M6 e M7 apresentam excelentes propriedades de fluxo. As formulações M4, M5, M6 e M7 apresentam valores mais elevados de eficiências de aprisionamento que se situam no intervalo de 84,7 ± 0,75% a 94,28 ± 0,26%. As formulações M5, M6 e M7 mostraram uma libertação sustentada do fármaco durante 24 horas. A M6 apresentou uma libertação elevada.

A formulação optimizada da microesponja (M6) foi incorporada no hidrogel utilizando o carbopol 934 P como agente formador de gel. Foram preparadas quatro formulações utilizando dois intensificadores de permeação isoladamente e em combinação, ou seja, H1, H2, H3 e H4. Estas foram avaliadas para estudos adicionais, tais como o pH, o teor de fármaco e a permeação *in vitro* do fármaco.

Verificou-se que o pH de todos os hidrogéis se situa no intervalo de pH 5,47 e 6,54, que se encontra no intervalo de pH normal da pele, ou seja, pH 4,0-6,8. O teor de fármaco dos hidrogéis situou-se no intervalo de 90,62 ± 0,92 - 94,36 ± 0,76%. De todas as formulações de hidrogel à base de microesponja, a formulação H4 (contendo PG 10% p/p e IPM 10% p/p) mostrou alto teor de fármaco (94,36 ± 0,76%), fluxo (1226,25 $\mu g/cm^2/h$.) e permeação quando comparada a outras formulações.

CONCLUSÃO

O presente trabalho centrou-se no desenvolvimento de hidrogéis à base de microesponjas carregadas com montelucaste de sódio, que servem de veículos para sustentar a libertação do fármaco no sistema de administração transdérmica. Como o fármaco tem baixa biodisponibilidade (devido ao metabolismo de primeira passagem) e meia-vida, os sistemas de administração transdérmica ajudam a ultrapassar o metabolismo de primeira passagem e os problemas com o montelucaste de sódio (ligeira dormência na administração oral) e também podemos diminuir a dose e a frequência de dosagem, uma vez que preparamos uma formulação de libertação sustentada.

Para verificar as interacções entre os fármacos e os vários componentes da formulação, foram realizados estudos FT-IR. Confirmando a compatibilidade, os estudos foram continuados com esses excipientes. As microesponjas carregadas com montelucaste foram formuladas e avaliadas. As microesponjas foram avaliadas quanto ao PDI, ao tamanho das partículas, às propriedades reológicas, à eficiência de aprisionamento e aos estudos de libertação *in vitro*. Entre todas as formulações, com base nos parâmetros acima referidos, foi selecionada a formulação M6. Finalmente, a formulação optimizada foi incorporada no hidrogel.

Os hidrogéis à base de microesponja carregados com montelucaste de sódio foram avaliados quanto ao teor de fármaco, inspeção visual, pH e estudos de permeação. Com base nestes parâmetros, foi selecionada a melhor formulação que sustentou a libertação do fármaco durante 24 horas e que cumpriu os critérios.

Assim, com este trabalho, pudemos concluir que os hidrogéis à base de microesponjas podem ser utilizados para aumentar a biodisponibilidade e como meio eficaz para manter a libertação do fármaco. Os estudos revelaram que os hidrogéis à base de microesponjas podem ser utilizados como um potencial veículo para a libertação tópica de montelucaste de sódio.

6.3 Contribuição significativa do projeto

O montelucaste de sódio está disponível em comprimidos orais convencionais, comprimidos para mastigar e grânulos. O montelucaste de sódio tem uma biodisponibilidade baixa e também causa dormência temporária aquando da administração oral. Tentámos ultrapassar os problemas formulando hidrogéis à base de microesponjas de montelucaste de sódio para administração transdérmica. A administração repetida também pode ser evitada e a adesão do doente pode ser melhorada mantendo a libertação do medicamento e também diminuindo a dose.

Assim, no trabalho de investigação, a técnica de formulação utilizada foi reprodutível e as formulações foram seguras e eficientes como veículos para a administração transdérmica do fármaco durante um período de 24 horas.

REFERÊNCIAS

1. Bellantone N.H., Rim S., Rasadi B., Enhanced percutaneous absorption via Iontophoresis I. Evaluation of an in-vitro system & transport of model compound, Int. J. Pharm., 30, 1986, 63-72.

2. Gros L., Clark W.E. "The structure of skin" in " The tissue of the body" Le Gros & Clark W. E.(editors) edition VI, ELBS and Oxford University Press, London, 1980; 29-313.

3. Chien Y.W. "Systemic delivery of pharmacologically active molecules across skin" in "Targeted drug delivery" Radolph L., Juliano(Editor) Springer- Verlag, Berlin, 1991; 182-230.

4. Charro B.D., Guy R.H. "Transdermal drug delivery" in "Drug delivery & targeting" Hillery A. M., Lloyd A.W., Swarbrilk J. edition I., Published by Taylor & Francis. NY, US, 2001; 216-217.

5. Jain Amit K, A systematic review on transdermal drug delivery system, International Journal of Pharmaceutical Studies and Research, janeiro-março, 2011; II(I): 122-132

6. Selvamuthukumar S,. Nanosponges: A Novel Class of Drug Delivery SystemReview. J Pharm Pharmaceut Sci. 2012; 15(1): 103-111.

7. Kamla Pathak, Avaliação da cinética e do mecanismo de libertação de fármacos do hidrogel de Carbapol carregado com nanoesponja de nitrato de Econazole, Ind J Pham Edu 2011; 45(1): 25-31.

8. David F. Nanosponge drug delivery system more effective than direct injection. www.physorg.com 2010.

9. Trotta F, Síntese assistida por ultra-sons de nanoesponjas à base de ciclodextrina. EP 2007; 1: 786 - 841.

10. Jenny A, Papel das nanoesponjas de β-ciclodextrina na fotooxidação do propileno. Carbohydrate Polymers, 2011; 86: 127-135.

11. Leslie Z, Benet, BCS e BDDCS. Biodisponibilidade e Bioequivalência: Foco em factores fisiológicos e variabilidade. Departamento de Ciências Farmacêuticas, Universidade da Califórnia, São Francisco, EUA, 2007.

12. Delattre L, Delneuville I, Biopharmaceutical aspects of the formulation of dermatological vehicles, J Eur Acad Derm Vener. 1995; 5: S70

13. Shankar S, Linda P, Loredana S, Francesco T, Pradeep V, Dino A, Michele T, Gianpaolo Z, Roberta C, Cyclodextrin-based nanosponges encapsulating camptothecin: Caracterização físico-química, estabilidade e citotoxicidade, Eur J Pharm Biopharm. 2010; 74: 193-201.

14. Cyrille B, Thomas PD. Polímeros em estrela biodegradáveis funcionalizados com complexos de inclusão de β-ciclodextrina. Biomacromolecules. 2009; 10(9): 26992707.

15. Dubrovina LV. De uma bobina de poliestireno dissolvido a uma "nanoesponja" de ligação intramolecular e hipercruzada. Macromolecules. 1996; 29(26): 8398- 8403.

16. http://www.pharmainfo.net/reviews/topical-gel-review acedido em 26-11-2.14.

17. Shajan A, Narayanan N. Formulação e avaliação de comprimidos de camada dupla de doxofilina hcl e montelucaste de sódio. Revista avançada de farmácia avançada 2012; II(2): 119-124.

18. Rahul Saxena, T.A.Premchandani, R.C.Saxena. Formulação e avaliação de um comprimido buco-adesivo de montelucaste de sódio. Jornal Asiático de Investigação Farmacêutica e Clínica 2011; 4(4): 65-68.

19. Raghavendra Rao N. G, Suryakar V. B, Formulação e avaliação de adesivos bucais mucoadesivos de montelucaste de sódio para ataques de asma crónica. Jornal Internacional de Ciências Farmacêuticas e Biológicas 2010; 1(2): 1-14.

20. K Latha, K Shruthi, Ch Archana, C Kishore, D Thahera, Preparação e avaliação de comprimidos mastigáveis de montelucaste de sódio utilizando goma karaya modificada Pelagia Research Library Der Pharmacia Sinica, 2013; 4(4): 125-135.

21. Vijaykumar Ghorwade, Ajaykumar Patil, Sudheer Patil, Krishnakanth Ikkurthi, Krishna Sujan Inuganti, Vishal Porandla. Formulation and evaluation of Montelukast sodium fast dissolving films by using Gelatin as a film base. Jornal de Investigação de Ciências Farmacêuticas, Biológicas e Químicas 2011; 2(3): Página nº 880.

22. N.G. Raghavendra Rao, Mohd Abdul Hadi, Harsh A PANCHAL. Uma nova abordagem para a libertação sustentada de montelucaste de sódio: Minitablets revestidos diferencialmente em cápsulas de HPMC. Int J Pharm Biomed Res 2011; 2(2): 90-97.

23. Krishnaveni.G, Muthukumaran.M, Krishnamoorthy.B. Desenvolvimento e avaliação do sistema de entrega de medicamentos pulsáteis contendo montelucaste de sódio por comprimido revestido por prensa usando polissacarídeos naturais, Int J Adv Pharm Gen Res 2013; 1 (2): 41-51.

24. K. Pallavi e P. Srinivasa Babu. Método espetroscópico UV validado para a estimativa de Montelukast Sodium a partir de formulações a granel e em comprimidos. Revista internacional de avanços em farmácia, biologia e química 2012; 1(4).

25. Lovleen Kumar Garg, B. Ravi Kumar1, Dr. Shakil S Sait1, Dr. T. Krishnamurthy, determinação de montelucaste de sódio em formas de dosagem de grânulos orais por um método espetrofotométrico uv simples e preciso. Revista Internacional de Revisão e Investigação em Ciências Farmacêuticas 2011; 7(2): 69-72

26. Tansel C, omoglu, Nursin Gonul, Tamer Baykara. Preparação e avaliação in vitro de microesponjas de cetoprofeno de libertação modificada. www.sciencedirect.com Il Farmaco 2003; 58: 101-/106.

27. R. Ravi, S.K. Senthil Kumar, S. Parthiban. Formulação e avaliação do gel de microesponjas para um agente antiacne para o tratamento da acne. Revista indiana de ciência farmacêutica e pesquisa 2013; 3 (1): 32-38.

28. Christianne Mounir Zaki Rizkalla, Randa latif Aziz e Iman Ibrahim Soliman. Avaliação in

vitro e in vivo de microesponjas de cloridrato de hidroxizina para administração tópica. AAPS PharmSciTech, 2011; 12(3).

29. Dr. Prathima Srinivas*, Sreeja. K. Formulação e avaliação de nanoesponjas carregadas com voriconazol para entrega oral e tópica. Jornal Internacional de Desenvolvimento e Pesquisa de Medicamentos 2013; 5(1).

30. Martindale. The complete drug reference. 33rd edição, página nos: 455-456.

31. Clark's analysis of drugs and venons. Editado por Anthony Moffat, David M Ossceition e Brain widdop (3rd edition), 2004, Página n°: 1299-1300.

32. http://www.drug.com/cons/Montelukast.html. acedido em 21 de novembro[st] .

33. Handbook of Pharmaceutical Excipeints (Sixth Edition), Raymond C Rowe, Paul J Sheskey e Marian E Quinn, páginas 262-265; 564-565; 110-113; 754; 192-194; 348-349.

34. Leon Lachman, Herbert Lieberman A. the theory and practive of industria pharmacy (3rd edition), 2009: 293-373.

35. Orlu M, Casher E, Araman A. Conceção e avaliação de um sistema de administração de medicamentos específico para o cólon contendo microesponjas de flurbiprofeno. Int J Pharm 2006; 318: 103-117.

36. Shishu, Aggarwal N. Preparation of hydrogels of griseofulvin for dermal application Int J Pharm 2006; 326: 20-24.

37. Palapparambil Sunny Gils, Debajyoti Ray, Prafulla Kumar Sahooa, Characteristics of xanthan gum-based biodegradable superporous hydrogel, International Journal of Biological Macromolecules.

38. Nasr M, Mansour S, Mortada N, El Shamy AA. Liposferas como transportadores para administração tópica de aceclofenac: preparação, caraterização e avaliação in vivo. AAPS PharmSciTech. 2008; 9 (1):154-62.

39. Higuchi T. J Pharm Sci. 1963; 52: 1145.

40. Shrikhande BK, Goupale DC. Desenvolvimento e avaliação de oleogéis anti-inflamatórios de *Bosewellia serrata* (gugul) e *Curcuma longa* (*curcuma*). Indian Drugs 2001;241: 185-190.

41. Kamal Saroha, Sarabjeet Singh, Géis Transdérmicos - Um veículo alternativo para a administração de medicamentos. IJPCBS 2013, 3(3), 495-503.

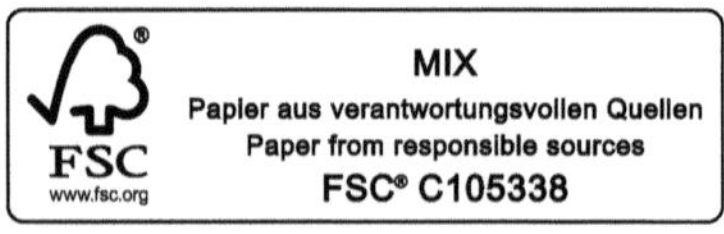

Printed by Books on Demand GmbH, Norderstedt / Germany